Low Carb Express

*180 schnelle Alltags-Blitz-Rezepte für Berufstätige.
Höchstens 10 Zutaten und in maximal 30 Minuten
fertig auf dem Teller*

Alexander Wirth

Copyright © 2020

Dieses Werk einschließlich aller Inhalte ist urheberrechtlich geschützt. Alle Rechte und Übersetzungsrechte vorbehalten.

Nachdruck oder Reproduktion (auch auszugsweise) in irgendeiner Form, sowie die Einspeicherung, Verarbeitung, Vervielfältigung und Verbreitung mithilfe elektronischer Systeme jeglicher Art, gesamt oder auszugsweise, ist ohne ausdrückliche schriftliche Genehmigung des Verlages untersagt.

Alle Inhalte wurden unter größter Sorgfalt erarbeitet. Der Verlag und der Autor übernehmen jedoch keine Gewähr für die Aktualität, Korrektheit, Vollständigkeit und Qualität der bereitgestellten Informationen. Eine Garantie oder Haftung für Schäden jedweder Art kann nicht übernommen werden. Alle Namen und Personen sind frei erfunden und Zusammenhänge mit real existierenden Personen sind rein zufällig.

Inhaltsverzeichnis

Einleitung 9

Frühstück 15
    American Pancakes 16
    Brötchen 17
    Pancakes mit Bananen 18
    Frühstücksrolle 18
    Schinken-Ei-Muffins 19
    Eier-Käse-Wolken 20
    Frühstücks-Hüttenkäse 21
    Frischkäse-Omelett 21
    Schoko-Rührei 22
    Schoko-Haselnuss-Creme 23
    Erdbeer-Vanille-Marmelade 24
    Himbeermarmelade 25
    Orangenmarmelade 26
    Frühstücksmuffins 26
    Heidelbeer-Pancakes 27
    Schinken-Käse-Sandwiches 28
    Gefüllte Frühstücksavocado 29
    Rührei mit Tomaten 29
    Eier mit Speck 30
    Tomaten-Omelett mit Schnittlauch 31
    Frischkäsebrötchen 32
    Mikrowellen-Kartoffelbrot 33
    Falsches Rührei mit Pilzen 33
    Brotaufstrich mit Tomaten 34
    Kräuterquark 34

Inhaltsverzeichnis

Salate 35
- Thunfischsalat 36
- Salat mit Roastbeef 37
- Italienischer Salat 38
- Avocado-Orangen-Salat 39
- Artischockensalat mit Hähnchen 40
- Thunfisch-Tomaten-Salat 41
- Selleriesalat 41
- Tomaten-Fenchel-Salat 42
- Erdbeer-Zucchini-Salat 43
- Paprikasalat 44
- Kohlrabisalat 45
- Krabben-Radieschen-Salat 46
- Schinken-Mozzarella-Salat 47
- Champignonsalat mit Feta 48
- Brokkoli-Bacon-Salat 49
- Würziger Käse-Gurken-Salat 50
- Rettich-Carpaccio mit Schinken 51
- Erdbeer-Wildkräuter-Salat 52
- Champignonsalat 52
- Blumenkohlsalat 53
- Tomaten-Tofu-Salat 54
- Selleriesalat mit Melone 55
- Pak-Choi-Papaya-Salat 56
- Rotkohlsalat mit Birne 57

Suppen 59
- Bärlauchsuppe 60
- Zucchini-Käse-Suppe 61
- Avocado-Garnelen-Suppe 62
- Möhren-Sellerie-Suppe 63
- Brokkoli-Eintopf mit Sprossen 64
- Brokkolisuppe 65
- Käsesuppe mit Lachsstreifen 66
- Kokossuppe 67
- Hühnersuppe mit Einlage 68

Inhaltsverzeichnis

    Brokkolisuppe 69
    Möhrensuppe mit Ingwer 70
    Süße Brokkolisuppe 71
    Selleriesuppe 72
    Saure Zucchinisuppe 73
    Sommersüppchen 74
    Kokos-Zuckerschotensuppe 75
    Pikante Gurkensuppe 76

Vorspeisen, Snacks und Dips 77
    Zucchini-Nester 78
    Avocadocreme 79
    Spargelröllchen 80
    Scharfe Zwiebeln 80
    Garnelenspieße 81
    Tomate-Mozzarella-Spieße 82
    Ummantelte Avocado 82
    Gefüllte Eier 83
    Thunfisch-Avocado-Tatar 84
    Gefüllte Avocado-Schiffchen 85
    Birne im Schinkenmantel 86
    Tomate-Mozzarella 86
    Gebackener Schafskäse 87
    Champignons mit Schinken-Käse-Füllung 88
    Zucchinibällchen 89
    Gefüllte Champignons 90
    Guacamole 91
    Schafskäse im Speckmantel auf Feldsalat 92
    Auberginen-Sandwich 93
    Spiegeleier auf Ziegenfrischkäse 94
    Kräuter-Knoblauch-Butter 94
    Sellerie mit Knoblauchdip 95
    Würzige Käsechips 95
    Kokosbällchen 96
    Gewürzte Nüsse 97
    Aubergine mit Sonnenblumenkerndip 97

Inhaltsverzeichnis

- Gebratener Spargel mit Sauerkraut ... 98
- Zucchini-Tofu-Röllchen ... 99

Hauptspeisen (mit Fleisch, Fisch und vegetarisch) ... 101
- Gurkencurry ... 102
- Grünes Omelett ... 103
- Crêpes ... 104
- Blumenkohlreis ... 105
- Blumenkohlpüree ... 105
- Hähnchenbrust mit Brokkoli in Pilzsauce ... 106
- Lachs mit Spinat-Käse-Haube ... 107
- Schweinekotelett mit Blumenkohlsalat ... 108
- Garnelen mit Kokos-Curry-Sauce ... 109
- Hamburger ... 110
- Curry nach Thai-Art ... 111
- Lachs mit Möhren-Spaghetti ... 112
- Quattro Stagioni ... 113
- Schinken-Mozzarella-Omelett ... 114
- Zucchinipfanne mit Lachs ... 115
- Saltimbocca ... 116
- Zucchini-Möhren-Pasta ... 117
- Gebratener Kabeljau ... 118
- Lammkoteletts ... 118
- Lachsfilet auf grünem Spargel ... 119
- Zucchinispaghetti ... 119
- Schweinefilet mit Champignonrahm ... 120
- Rindfleischpfanne ... 121
- Glasiertes Lachsfilet ... 122
- Mandelhähnchen ... 122
- Gebackene Forelle ... 123
- Roulade mit Salbei ... 124
- Garnelenpfännchen ... 125
- Gebackenes Hähnchenfilet ... 126
- Omelett mit Ziegenkäse ... 127
- Diavolo-Hähnchenbrust ... 128
- Pizzarolle ... 129

Inhaltsverzeichnis

Gemüsepfanne	130
Thunfisch-Soufflé	131
Flammkuchenbrötchen	132
Pesto-Blechkuchen	132
Käse im Bratwurstbett	133
Käsesoufflé	133
Lachs auf Hüttenkäse	134
Spinat-Shrimps-Muffins	134
Hackfleisch-Gemüsepfanne mit Blumenkohlpüree	135
Blumenkohlpfanne	136
Zucchininudeln mit Tomaten	137
Blumenkohl mit Bacon	138
Spargelauflauf	139
Gefüllte Hähnchenbrust	140
Kotelett mit Bohnen	141
Gefüllte Paprika	142
Brokkoligratin	142
Hähnchen-Spinat-Curry	143
Gefüllte Paprikaschiffchen mit Pute	144
Schinken-Brokkoli-Pfanne	145
Rindercarpaccio	146
Lachs mit Zitronenjoghurt	147
Zucchini-Shrimps-Pfanne	148
Gefüllte Zucchini	149
Seelachs in Dillsauce	150
Zanderfilet mit Sesamkruste	151
Tintenfisch mit Frischkäsefüllung	152
Thunfischsteak mit Pancakes	153
Grüner Burger	154
Blumenkohlpizza	155
Champignons mit Spinatfüllung	156
Gebackene Zucchini mit Cashewdip	157
Blumenkohl mit Mandeln	158
Spargelpfanne	159
Zucchininudeln mit Knoblauch und Tofu	160
Kokos-Ananas-Curry	161

Inhaltsverzeichnis

Nachtisch und Süßes 163
    Haselnuss-Tortenboden 164
    Tiramisu 165
    Low-Carb-Waffeln 166
    Kokospralinen 166
    Mandel-Kokos-Waffeln 167
    Herbstkekse 168
    Mousse au Chocolat 168
    Milchschnitte 169
    Nuss-Schokoladen-Doppelkekse 170
    Gebrannte Nüsse und Mandeln 171
    Kokos-Panna-Cotta 171
    Gebratene Ananas 172
    Schoko-Nuss-Bällchen 172
    Heidelbeer-Mandel-Creme 173

Getränke 175
    Avocado-Lassi 176
    Gurken-Lavendel-Wasser 176
    Kurkuma-Limo 177
    Waldbeeren-Lassi 177
    Kräuter-Frischkäse-Lassi 178

Einleitung

Die Low-Carb-Ernährung hat seit den 70er Jahren im Zusammenhang mit Diäten an Popularität erlangt. Durch die Veröffentlichung des Buches *Dr. Atkins' New Diet Revolution* (zu Deutsch: *Dr. Atkins neue Diät-Revolution*) drang die Low-Carb-Ernährung zu einer Vielzahl an Menschen durch und wurde seitdem mehrere Male neu erfunden. Mittlerweile gibt es verschiedene Konzepte zur Umsetzung dieser Ernährungsform:

- **Atkins-Diät**: Herkömmliche Variante, bei der die Zufuhr von Kohlenhydraten in der ersten Phase auf 20 Gramm täglich beschränkt wird.
- **South-Beach-Diät**: Diese Diät-Form basiert auf einer Ernährung mit wenig Kohlenhydraten und wenig Fetten.
- **Ketogene Ernährung**: Täglich werden maximal 50 Gramm Kohlenhydrate aufgenommen, wobei es pro Woche einen „Refead Day" gibt, an dem eine höhere Zufuhr erlaubt ist.

Weitere Konzepte sind u. a. die *Glyx-Diät*, die *Logi-Diät* und die *Lutz-Diät*. Der Ausdruck Low Carb ist zu einem Sammelbegriff für alle Diäten geworden, die auf der Zufuhr von reduzierten Kohlenhydraten basieren. Wird diese Diät mit einer abwechslungsreichen und gesunden Lebensmittelauswahl umgesetzt, dann ergeben sich potenzielle Vorteile, die für viele Personen mit dem Ziel einer Gewichtsreduktion attraktiv sind: Eine schnelle Gewichtsabnahme, eine optimierte Regulierung des Blutzuckerspiegels sowie eine bewusstere und gesündere Lebensmittelauswahl. Damit die Vorteile einer Low-Carb-Ernährung eintreten, muss ein solides Fundament gewählt werden. **Dazu dient dieses Buch.**

Dieses Rezeptbuch informiert Sie über die Grundsätze der Low-Carb-Ernährung. Die Rezept-Kapitel sind eine wertvolle praktische Begleitung auf Ihrem Weg zum Wunschgewicht oder zu einem anderen individuellen Ziel. Sie erfahren in sieben Kategorien, wie sich Low Carb in Bezug auf Hauptspeisen, Snacks, Getränke und vieles mehr umsetzen lässt. Die Rezepte sind nicht nur arm an Kohlenhydraten, sondern auch gesund, abwechslungsreich und schnell zuzubereiten. Bei jedem Rezept finden Sie Kalorienangaben vor. Diese werden um eine Angabe des Anteils der einzelnen Makronährstoffe (Kohlenhydrate, Eiweiße, Fette) in Gramm und die Portionsgröße ergänzt, sodass Ihnen – falls Sie Ihre Kalorien zählen – die Kalkulation möglichst einfach fällt.

Einleitung

Die schnelle Zubereitung der Rezepte dieses Buches ist besonders vorteilhaft. Denn ein Großteil der Menschen hat heutzutage nur begrenzt Zeit zum Kochen. Selbst dann, wenn ausreichend Zeit vorhanden ist, besteht oftmals der Wunsch nach einer schnellen Zubereitung der Speisen, um die Freizeit für etwas anderes zu nutzen, wie z. B. zur Entspannung.

Des Weiteren zeichnen sich die nachfolgenden Rezepte dadurch aus, dass Sie bei jedem Rezept weniger als zehn Zutaten benötigen, die zudem leicht erhältlich sind. Sämtliche Zutaten können Sie in einem einzigen der gängigen Lebensmittelgeschäfte erwerben (wie z. B. EDEKA, REWE, LIDL), was Ihnen das Zusammentragen der Zutaten aus verschiedenen Geschäften und somit einen hohen Zeitaufwand erspart. Nur in wenigen Fällen kann es vorkommen, dass Sie eine Zutat über das Internet oder im Fachgeschäft bestellen müssen.

Außerdem sind die Rezepte äußerst kreativ und abwechslungsreich - trotz ihrer Einfachheit!

Nachfolgend erhalten Sie einen Einblick in die Theorie hinter der Low-Carb-Ernährung.

Im Allgemeinen ist bei Low Carb ein Konsum von bis zu 100 Gramm (strikte Low Carb Diät) bzw. 150 Gramm (moderate Low Carb Diät) Kohlenhydraten täglich erlaubt. Weichen wir von dieser allgemeinen Vorgabe ab, dann sind wir bei den speziellen Ernährungsformen: ***Atkins-Diät***, ***South-Beach-Diät***, ***ketogene Ernährung*** und weitere. Ob Sie sich für eine der speziellen Formen von Low Carb entscheiden, bleibt Ihnen überlassen. Sie finden diesbezüglich reichlich hilfreiches Material im Internet. Der Vorteil der Rezepte dieses Buches ist, dass Sie für jede Form der Low-Carb-Ernährung umsetzbar sind.

Folglich befassen wir uns mit Low Carb im Allgemeinen – also mit einer Zufuhr von bis zu 150 Gramm Kohlenhydraten täglich – und bewerten diese Ernährungsform hinsichtlich der **gesundheitlichen**, **leistungstechnischen** und **praktischen** Aspekte.

Bei den **gesundheitlichen Auswirkungen** definiert die Qualität der Low-Carb-Ernährung den Mehrwert. Grundsätzlich ist die Reduktion der Kohlenhydratzufuhr aus gesundheitlicher Sicht zu begrüßen, was sich mit der verringerten Zuckerzufuhr begründen lässt. Zucker ist ein Kohlenhydrat, das sich in seiner Struktur von anderen Kohlenhydraten unterscheidet, weil es kurzkettig ist und schnell vom Körper aufgenommen wird. Die schnelle Aufnahme von Zucker hat zur Folge, dass der Blutzuckerspiegel rapide ansteigt. Wird Zucker häufig und in hohen Mengen konsumiert, dann besteht die Gefahr, dass der Hormonhaushalt aus dem Gleichgewicht gerät, was mit der Zuckerkrankheit *Diabetes* einhergeht. Die Unter- und Überzuckerungen, die bei Diabetes auftreten können, können unbehandelt bzw. ohne die Gabe von Insulin lebensgefährlich sein. Aber ab wann ist viel Zucker zu viel? Eine allgemeine Grenze für einen empfohlenen Konsum lässt sich nicht festlegen, da Diabetes bei jeder Person schneller, langsamer oder gar nicht auftreten kann. Gene, Lebenswandel und die sonstige Ernährung spielen dabei eine Rolle. Heutzutage ist Zucker in vielen Fertiggerichten enthalten, um den Geschmack zu optimieren. Somit sind nicht nur Süßigkeiten, Limonaden und Desserts für eine vermehrte Aufnahme von Zucker verantwortlich, sondern auch die Tagesmahlzeiten. Dies ist nicht nur hinsichtlich der möglichen Zuckerkrankheit Diabetes gesundheitsgefährdend, sondern ebenso bezüglich des generellen Essverhaltens. Denn nachdem der Zucker zu einem kurzfristigen Anstieg des Blutzuckerspiegels geführt hat, sinkt dieser, nach der Einlagerung des Zuckers im Körper, rasch wieder ab. Das schnelle Absinken fördert Heißhunger-Attacken. Der Zucker „täuscht" dem Körper eine kurzfristige Sättigung vor, führt danach aber zu einem verstärkten Konsum anderer Lebensmittel. Zudem steigt die Kalorienzufuhr, was bei Diäten kontraproduktiv ist.

Die Low-Carb-Ernährung beugt dieser Problematik vor, indem die Kohlenhydratzufuhr beschränkt wird. Doch wie gut die Low-Carb-Ernährung umsetzbar ist, hängt einerseits davon ab, welche Kohlenhydrat-Arten konsumiert werden, und richtet sich andererseits danach, wie die Lebensmittelauswahl im Allgemeinen ist. Nehmen Sie beispielsweise die 150 Gramm Kohlenhydrate in Form von Süßigkeiten zu sich, dann werden Sie dennoch negative Auswirkungen auf den Blutzuckerspiegel erleiden. Zudem wird der Heißhunger bestehen bleiben. Bei einer Low-Carb-Ernährung ist es essenziell, dass die erlaubte Kohlenhydratmenge in Form von langkettigen Kohlenhydraten oder durch Obst aufgenommen wird.

Obst und Gemüse sind äußerst wichtig, weil diese für die Ballaststoffzufuhr und die Deckung des Vitaminbedarfs unerlässlich sind. Weitere langkettige Kohlenhydrate sind in Vollkornprodukten, Hülsenfrüchten und in anderen pflanzlichen Lebensmitteln enthalten. Werden langkettige Kohlenhydrate konsumiert, dann bleiben die Blutzuckerschwankungen und Heißhungerattacken voraussichtlich aus.

Im Allgemeinen verändert sich die Lebensmittelauswahl dadurch, dass die Kohlenhydrate reduziert werden. An dieser Stelle wird der schmale Grat ersichtlich, der zwischen einer gelungenen und einer misslungenen Umsetzung der Low-Carb-Ernährung besteht. Die Ärztezeitung beruft sich auf eine Studie aus Boston in den USA und berichtet von einer höheren Sterblichkeit im Falle einer Low-Carb-Ernährung. Das Sterberisiko bei einer Low-Carb-Ernährung war allerdings nur bei den Probanden erhöht, die die Kohlenhydrate durch tierische Fette und Proteine, insbesondere durch Fleisch, ersetzten. Wer stattdessen Fette und Proteine aus pflanzlichen Quellen, wie Nüssen oder Vollkornbrot, zu sich nimmt, könne mit einer Low-Carb-Ernährung auch unter gesundheitlichen Aspekten Vorteile haben.

Die empfohlenen Lebensmittel bei einer Low-Carb-Ernährung sind insbesondere unverarbeiteter Fisch sowie (in geringeren Mengen) unverarbeitetes Fleisch, rohes und gegartes Gemüse, Hülsenfrüchte, Obst, Eier, Öle und Salate. Zudem ist eine ausreichende bzw. großzügige

Einleitung

Flüssigkeitszufuhr angeraten. Sollten Sie eine der spezielleren Formen der Low-Carb-Ernährung durchführen, wie beispielsweise die ketogene Ernährung, dann besteht eine noch stärkere Einschränkung in der Kohlenhydratzufuhr. In diesem Fall ist das Obst zu reduzieren und beim Gemüse ist streng auf kohlenhydratarme Sorten zu achten.

Die Low-Carb-Ernährung kann also den Kriterien einer gesunden Ernährung gerecht werden - einer fleischreduzierten und bewussten Lebensmittelauswahl vorausgesetzt. Dennoch wird sie nicht als langfristige Art der Ernährung empfohlen, da es sich um ein Diätkonzept für mehrere Wochen bis Monate oder ein zeitlich befristetes Experiment in der Ernährung handelt.

Leistungstechnisch bewertet, ist die Low-Carb-Ernährung vorteilhaft für den Körper. Einzelne Praktizierende berichten von einer gesteigerten geistigen und körperlichen Leistungsfähigkeit. Wiederum andere berichten von einer Verschlechterung, was häufig auf Defizite in der Lebensmittelauswahl zurückzuführen ist. Grundsätzlich begünstigt die Low-Carb-Ernährung eine beschleunigte Fettverbrennung. Da dem Körper wenige Kohlenhydrate zugeführt werden, sind die Kohlenhydratspeicher schnell gelehrt, was dazu führt, dass der Organismus das gespeicherte Fett als alternative Energiequelle verwendet. Bei der ketogenen Ernährung, mit einer Zufuhr von maximal 50 Gramm Kohlenhydraten täglich, wechselt der Körper aufgrund der strengen Limitierung nach weniger als einer Woche sogar in den Fettstoffwechsel. Das bedeutet, dass er – ungeachtet der eingenommenen Kohlenhydrate – die Fettsäuren als bevorzugte Energiequelle heranzieht. Dies soll mit einem enormen Einstieg der körperlichen und geistigen Leistungsfähigkeit einhergehen, wie einzelne Personen berichten. Erklären lässt sich dies zumindest anhand der ausbleibenden Blutzuckerschwankungen, die eine ungleichmäßige Performance des Gehirnes verursachen.

Eine Low-Carb-Ernährung, und darunter speziell die ketogene Ernährung, kann demgemäß die körperliche und geistige Leistungsfähigkeit steigern. Aufgrund des Zugriffs auf Fette als Energiequelle wird die Fettverbrennung beschleunigt, was die oftmals auftretenden schnellen Gewichtsverluste bei Low-Carb-Diäten erklärt. Beachtet werden muss dabei allerdings, dass in der Anfangswoche ein großer Teil des Gewichtsverlustes auf den Wasserverlust zurückzuführen ist. Kohlenhydrate binden Wasser, ohne Kohlenhydrate schwindet ein Teil des Wassers im Körper.

Als letzten Bewertungsaspekt der Low-Carb-Ernährung betrachten wir die **Praktikabilität,** insbesondere hinsichtlich verschiedener Lebensstile. Personen, die vegan leben, haben keine Chance, sich gesund Low Carb zu ernähren. Die einzige Möglichkeit bestünde in einer Aufnahme von Supplementen, was jedoch einer natürlichen und einfach umsetzbaren Ernährung nicht entspräche. Vegetarier nehmen, aufgrund des Konsums von Eiern und Milchprodukten, mehrere hochwertige Fett- und Proteinquellen tierischen Ursprungs zu sich, die eine

Einleitung

Low-Carb-Ernährung in Kombination mit dem Vegetarismus vereinbaren. Hinsichtlich des Lebensstils ist auffällig, dass Sportler des Öfteren Low-Carb-Diäten durchführen. Sportler profitieren besonders von dieser Ernährungsform, da die Muskeln, aufgrund der Entwässerung des Körpers, definierter zum Vorschein treten. Außerdem lassen sich Gewichtsplateaus bei Diäten, also wenn der Diät-Erfolg zum Stillstand kommt, durch eine Kohlenhydrat-Limitierung einfacher überwinden – dies gilt sowohl für Sportler als auch für nicht sportlich aktive Menschen.

Die Low-Carb-Ernährung ist also sowohl mit dem Vegetarismus als auch mit dem Pesco-Vegetarismus vereinbar. Sportler und nicht sportlich aktive Menschen profitieren gleichermaßen von Low Carb im Rahmen einer Diät. Die Praktikabilität der Ernährungsform hinsichtlich verschiedener Lebensstile ist somit hoch. Zudem ist Low Carb ein seit Jahrzehnten stetiger Trend, der eher zu- als abnimmt. Dies hat dazu geführt, dass zahlreiche spezielle Low-Carb-Produkte entstanden sind. Sollten Sie unterwegs mal etwas zum Knabbern brauchen, aber nichts dabei haben, können Sie sich sicher sein, ein passendes Low-Carb-Produkt in einer Drogerie oder in einem Lebensmittelgeschäft zu finden. Spezielle Low-Carb-Restaurants in Deutschland runden das umfassende Low-Carb-Angebot ab.

Insgesamt betrachtet schneidet Low Carb als Diät positiv ab, sofern die genannten Regeln für eine gesunde Umsetzung beachtet werden. Als dauerhafte Ernährungsform eignet sich eine Low-Carb-Ernährung hingegen nicht oder nur bedingt. Es spricht nichts dagegen, in regelmäßigen Zeitabständen zu dieser Ernährungsform (z. B. alle sechs Monate) für zwei oder drei Monate zurückzugreifen, um die Vorzüge einer zuckerarmen und kohlenhydratreduzierten Diät maximal auszureizen. Demnach gehen die Einsatzbereiche über eine reine Diät hinaus und eröffnen die Perspektive, die Low-Carb-Ernährung gewissermaßen als eine regelmäßig wiederkehrende Kur für den Körper einzusetzen. In Kombination mit Sport ist Low Carb umso effektiver. Begegnen Sie daher der Ernährungsform offen und probieren Sie die Rezepte dieses Buches aus, die Ihnen eine beeindruckende Auswahl an Speisen anbieten. Viel Spaß!

Frühstück

Ein stärkendes Frühstück als Basis für einen erfolgreichen Tag – wie kann das ohne Kohlenhydrate gehen? Sehr gut sogar, wie in der Einleitung erörtert wurde. In den ersten Tagen oder der ersten kompletten Woche kann es noch gewöhnungsbedürftig sein, das Frühstück mit einem reduzierten Gehalt an Kohlenhydraten zu sich zu nehmen. Aber nach einer Woche sollte sich der Mehrwert allmählich deutlich abzeichnen. Eine bessere Performance bei der Arbeit – ob im Büro, auf der Baustelle oder anderswo – und ein ausgeglicheneres Gemüt stehen im Anschluss an ein kohlenhydratreduziertes Frühstück in Aussicht.

Sie werden bei den Rezepten merken, dass sogar dem süßen und herzhaften Frühstück alle Perspektiven eröffnet sind. Denn das Vorhandensein von Zuckerersatzstoffen und weiteren substituierenden Zutaten für Zucker macht es möglich, Süße und Gesundheit miteinander zu vereinbaren:

- **American Pancakes** gefällig?
- Lust auf eine verführerische **Erdbeer-Vanille-Marmelade**?
- Nutella war gestern! Wie wäre es mit einer selbstgemachten **Schoko-Haselnuss-Creme**?

Gewisse Zuckerersatzstoffe, wie beispielsweise das in diesem Kapitel bei einigen Rezepten zum Einsatz kommende Erythrit, werden sogar mit einer prophylaktischen Wirkung auf die Zähne in Verbindung gebracht.

Freuen Sie sich auf die nachfolgenden Frühstücksrezepte!

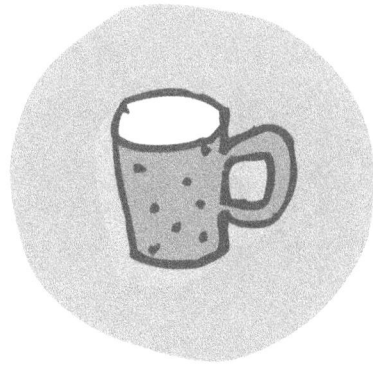

American Pancakes

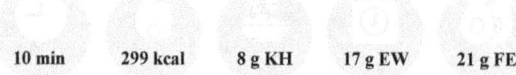
10 min | 299 kcal | 8 g KH | 17 g EW | 21 g FE

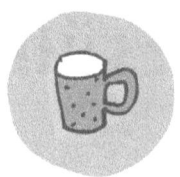

Zutaten für 2 Portionen:

50 g Whey-Proteinpulver (Molkenprotein)
50 ml Sojamilch
2 Eier
25 g gemahlene Mandeln
etwas Stevia
1 EL Öl

Zubereitung:

1. Zunächst die Eier trennen. Das Eiweiß in ein hohes Rührgefäß geben und steif schlagen.
2. Anschließend die Sojamilch mit dem Proteinpulver und den gemahlenen Mandeln vermengen und mit Stevia süßen.
3. Die Milchmischung vorsichtig unter den Eischnee heben.
4. Das Öl in eine Pfanne geben und erhitzen.
5. Nun eine Schöpfkelle des Pancake-Teigs in die Pfanne geben und von beiden Seiten ca. 2 Minuten goldbraun braten.
6. Mit dem übrigen Teig genauso verfahren.

Brötchen

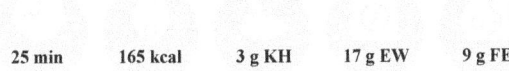
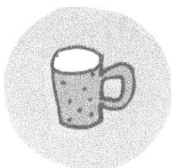

25 min   165 kcal   3 g KH   17 g EW   9 g FE

Zutaten für 8 Brötchen:

6 Eiweiß
120 ml Kokosmilch, halbfett
195 g Mandelmehl
30 g Kokosmehl
2 TL Backpulver
2 EL Kokosöl, kalt

Zubereitung:

1. Zunächst Eiweiß und Kokosmilch in eine Rührschüssel geben und mit einem Rührgerät solange miteinander vermengen, bis eine glatte Creme entsteht.
2. Anschließend das Mandel- mit dem Kokosmehl und dem Backpulver vermischen, das Kokosöl hinzugeben und mit einer Gabel verkneten. Der Teig sollte bröselig sein.
3. Nun die Eiweißmischung zum Mehlgemisch hinzugeben und gut verkneten, bis ein homogener Teig entsteht.
4. Danach ein Backblech mit Backpapier auslegen. Mit einem Löffel Teigkugeln formen und auf das Backblech legen.
5. Die Brötchen für ca. 15 Minuten bei 175 °C backen.

Pancakes mit Bananen

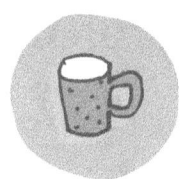

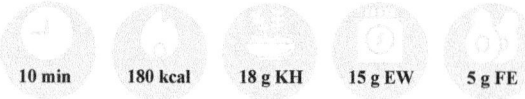

10 min | 180 kcal | 18 g KH | 15 g EW | 5 g FE

Zutaten für 2 Portionen:

1 Banane
1 Eigelb
25 g Proteinpulver, Vanillegeschmack
1 EL Magerquark
1 EL Heidelbeeren
1 TL Öl
1 Prise Zimt

Zubereitung:

1. Zunächst die Banane schälen und mit einer Gabel zerdrücken.
2. In einer Schüssel alle Zutaten zu einem cremigen Teig verquirlen.
3. In einer Pfanne das Öl erhitzen und den Teig portionsweise von beiden Seiten goldgelb ausbacken.
4. Die fertigen Pancakes mit den Heidelbeeren servieren.

Frühstücksrolle

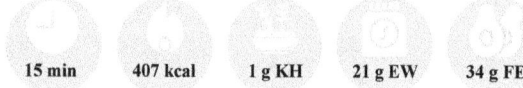

15 min | 407 kcal | 1 g KH | 21 g EW | 34 g FE

Zutaten für 2 Portionen:

2 Eier
8 Scheiben ital. Mortadella
2 Scheiben Gouda
1 EL Mayonnaise, Balance

Zubereitung:

1. Die Eier hart kochen, abschrecken, pellen und vierteln.
2. Die Goudascheiben halbieren.
3. Jeweils zwei Scheiben Mortadella aufeinanderlegen und mit etwas Mayonnaise bestreichen.
4. Jeweils einen Goudastreifen und zwei Eierviertel auf den Mortadellascheiben verteilen und diese vorsichtig zusammenrollen.
5. Die Rollen halbieren und servieren.

Schinken-Ei-Muffins

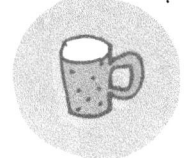

25 min   223 kcal   2 g KH   15 g EW   17 g FE

Zutaten für 2 Portionen:

4 Eier
2 EL Kochsahne, fettarm, 7 %
4 Scheiben roher Schinken
Salz und Pfeffer

Zubereitung:

1. Den Backofen auf 175 °C vorheizen.
2. Die Schinkenscheiben in vier Silikon-Muffinförmchen legen, dann die Eier über dem Schinken aufschlagen und mit etwas Salz und Pfeffer würzen.
3. Die Sahne über die Eier gießen und ca. 20 Minuten im Backofen backen.

Frühstück

Eier-Käse-Wolken

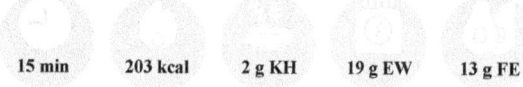

15 min   203 kcal   2 g KH   19 g EW   13 g FE

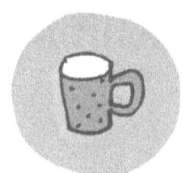

Zutaten für 2 Portionen:

4 Eier
4 Scheiben Kochschinken
2 EL Parmesan, gerieben
1 EL Schnittlauch
Salz und Pfeffer

Zubereitung:

1. Den Backofen auf 200 °C vorheizen und ein Backblech mit Backpapier auslegen.
2. Die Eier trennen, ohne das Eigelb zu beschädigen.
3. Das Eiweiß steif schlagen, den Schnittlauch in feine Röllchen schneiden, den Schinken kleinwürfeln.
4. Alle Zutaten vorsichtig unter den Eischnee geben, auf dem Backblech kleine Wölkchen verteilen, mit einem Löffel eine kleine Mulde eindrücken und ca. 3 Minuten backen.
5. Das Eigelb in die Mulde geben und weitere 3 Minuten im Backofen backen lassen.
6. Mit Salz und Pfeffer würzen und servieren.

Frühstücks-Hüttenkäse

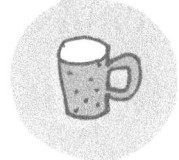

10 min   280 kcal   12 g KH   29 g EW   12 g FE

Zutaten für 2 Portionen:

400 g Hüttenkäse
1 rote Paprika
½ Gurke
1 Ei
1 EL Frühlingszwiebel
Salz und Pfeffer

Zubereitung:

1. Das Ei hart kochen und in kleine Stücke schneiden. Die Paprika waschen, entkernen und fein würfeln.
2. Anschließend die Gurke schälen, ebenfalls fein würfeln und die Frühlingszwiebel klein hacken.
3. Die zerkleinerten Zutaten gut mit dem Hüttenkäse vermengen und mit Salz und Pfeffer abschmecken.

Frischkäse-Omelett

10 min   267 kcal   3 g KH   21 g EW   18 g FE

Zutaten für 2 Portionen:

4 Eier
2 Scheiben Kochschinken
100 ml Milch, fettarm, 1,5 %
½ Becher körniger Frischkäse
Öl
Salz und Pfeffer

Zubereitung:

1. Zuerst den Schinken in Streifen schneiden.
2. Anschließend Eier, Schinken, Frischkäse und Milch in einer Schüssel gut vermengen.
3. Mit Salz und Pfeffer würzen.
4. In einer Pfanne etwas Öl erhitzen und die Omelettmasse hineingeben. Mit einem Teller abdecken, Herd ausschalten und das Omelett ziehen lassen, bis die Masse gestockt ist.

Schoko-Rührei

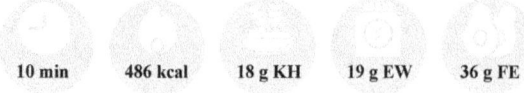
10 min   486 kcal   18 g KH   19 g EW   36 g FE

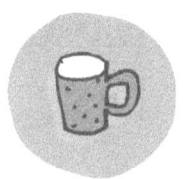

Zutaten für 4 Portionen

12 Eier
60 g Mandelmus
4 TL Erythrit
20 g Kokosöl
60 g Schokodrops, zartbitter
600 g Früchte nach Wahl

Zubereitung:

1. Zuerst die Eier in eine Schüssel schlagen, Erythrit und Mandelmus hinzugeben und verquirlen.
2. Nun das Kokosöl in einer Pfanne erhitzen. Die Eimischung hineingeben und anbraten. Dabei immer wieder umrühren.
3. Während das Ei stockt, die Schokodrops hinzufügen.
4. In der Zwischenzeit noch die Früchte schälen bzw. waschen und zusammen mit dem Rührei anrichten.

Schoko-Haselnuss-Creme

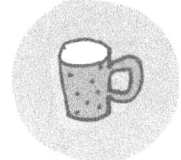

25 min   210 kcal   10 g KH   3 g EW   17 g FE

Zutaten für 10 Portionen

135 g Haselnüsse, unverarbeitet
110 g dunkle Schokolade, mind. 70 % Kakaoanteil
2 EL Honig
235 ml Kokosmilch, fettarm
1 Prise Meersalz

Zubereitung:

1. Zunächst die Haselnüsse auf ein Backblech legen und für 15 Minuten bei 175 °C backen.
2. Währenddessen die Schokolade in kleine Stücke schneiden und zusammen mit dem Honig in eine Schüssel geben.
3. Die Schüssel in ein Wasserbad geben und die Schokolade langsam schmelzen lassen.
4. Als Nächstes die Haselnüsse in einer Küchenmaschine fein zerkleinern oder diese reiben.
5. Zum Schluss die Schokolade mit den Haselnüssen, der Kokosmilch und dem Meersalz vermengen, bis eine glatte Creme entsteht.
6. Diese für mindestens 1 Stunde im Kühlschrank abkühlen lassen.

Erdbeer-Vanille-Marmelade

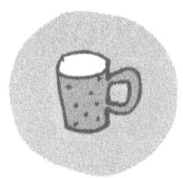

30 min 26 kcal 4 g KH 2 g EW 0 g FE

Zutaten für 10 Portionen

450 g Erdbeeren, TK, aufgetaut
60 g Erythrit
4 Vanilleschoten
10 Blatt Gelatine

Zubereitung:

1. Zunächst das Vanillemark aus den Schoten kratzen.
2. Die Erdbeeren zusammen mit dem Erythrit und dem Vanillemark in einen Topf geben und auf hoher Stufe erhitzen. Gelegentlich mit einem Kochlöffel umrühren.
3. Wenn die Erdbeermischung anfängt zu dampfen, den Herd auf die niedrigste Stufe stellen und für 15–20 Minuten kochen, dabei gelegentlich umrühren.
4. Nach dieser Zeit die Gelatine hinzufügen und wiederum durchmengen.
5. Danach noch ca. 2–3 Minuten köcheln lassen und weiter umrühren.
6. Vor dem Verzehr die Marmelade gut abkühlen lassen.

Himbeermarmelade

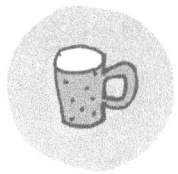

30 min   28 kcal   4 g KH   2 g EW   0 g FE

Zutaten für 10 Portionen

450 g Himbeeren, TK, aufgetaut
80 g Erythrit
4 Vanilleschoten
10 Blatt Gelatine

Zubereitung:

1. Zunächst das Vanillemark aus den Schoten kratzen.
2. Die Himbeeren zusammen mit dem Erythrit und dem Vanillemark in einen Topf geben und auf mittlerer Stufe erhitzen. Gelegentlich mit einem Kochlöffel umrühren.
3. Wenn die Himbeermischung anfängt zu dampfen, den Herd auf die niedrigste Stufe stellen und für 15–20 Minuten kochen, dabei gelegentlich umrühren.
4. Nach dieser Zeit die Gelatine hinzufügen und wiederum durchmengen.
5. Danach noch ca. 2–3 Minuten köcheln lassen und weiter umrühren.
6. Vor dem Verzehr die Marmelade gut abkühlen lassen.

Orangenmarmelade

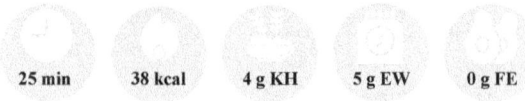
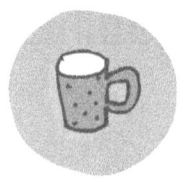

25 min | 38 kcal | 4 g KH | 5 g EW | 0 g FE

Zutaten für 2 Portionen

1 Pck. Orangenzesten
1 Pck. Gelatine, gemahlen
Wasser (Menge nach Gelatine-Packung)
½ Orange
flüssiger Süßstoff

Zubereitung:

1. Zunächst die Gelatine in Wasser einweichen.
2. Währenddessen die Orange schälen und in kleine Stücke schneiden.
3. Anschließend Orangenstücke mit Zesten und Gelatine vermengen und mit Süßstoff süßen.
4. Zum Schluss die Marmelade einige Stunden ziehen lassen.
5. Sollte die Marmelade zu fest sein, kann noch etwas Wasser hinzugefügt werden, um sie streichfähiger zu machen.

Frühstücksmuffins

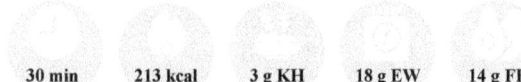

30 min | 213 kcal | 3 g KH | 18 g EW | 14 g FE

Zutaten für 4 Portionen

6 Eier
100 g Kochschinken
100 g Reibekäse
2 Frühlingszwiebeln
1 TL Pesto
etwas Butter

Zubereitung:

1. Zuerst den Backofen auf 180 °C vorheizen.
2. Die Frühlingszwiebeln putzen und in feine Ringe schneiden.
3. Den Kochschinken aus der Verpackung nehmen und klein würfeln.
4. Die Eier in eine Rührschüssel schlagen und mit Reibekäse und Pesto verquirlen.
5. Eine Muffinform einfetten und die Eimasse hineingeben.
6. Frühlingszwiebeln und Kochschinken auf der Eimasse verteilen und für 25 Minuten backen.

Heidelbeer-Pancakes

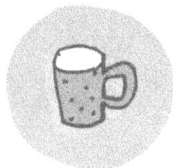

30 min   111 kcal   2 g KH   4 g EW   9 g FE

Zutaten für 3 Portionen

2 Eier
15 g Frischkäse
50 g Sahne
30 g Heidelbeeren
1 EL Kokosöl

Zubereitung:

1. Zunächst die Eier in eine Schüssel schlagen und mit Frischkäse verquirlen.
2. Öl in einer Pfanne erhitzen und jeweils ein Drittel des Teigs hineingeben.
3. Von beiden Seiten goldgelb ausbacken.
4. Die Sahne in ein hohes Rührgefäß geben und steif schlagen.
5. Die Pancakes mit Sahne und Blaubeeren garnieren.

Frühstück

Schinken-Käse-Sandwiches

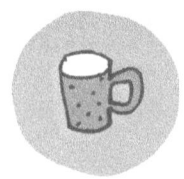

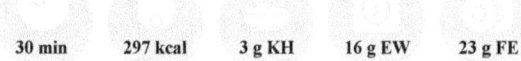

30 min   297 kcal   3 g KH   16 g EW   23 g FE

Zutaten für 1 Portion

50 g Frischkäse
1 Ei
3 Scheiben Salatgurke
15 g Schinken
15 g Käse
Salz und Pfeffer

Zubereitung:

1. Zunächst das Ei trennen und das Eiweiß zu Eischnee verarbeiten.
2. Den Frischkäse mit dem Eigelb, Salz und Pfeffer verquirlen.
3. Anschließend den Eischnee unter die Eigelbmasse heben.
4. Ein Backblech mit Backpapier auslegen.
5. Den Teig in zwei Portionen teilen und diese auf dem Backblech glattstreichen.
6. Das Blech in den Ofen schieben und für 20 Minuten bei 150 °C backen.
7. Die Sandwich-Hälften etwas abkühlen lassen und mit Schinken, Käse und Gurke belegen.

Gefüllte Frühstücksavocado

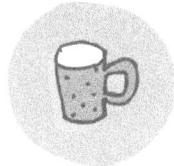

25 min   311 kcal   11 g KH   9 g EW   25 g FE

Zutaten für 2 Portionen

1 Avocado
2 Eier
1 Scheibe Bacon
1 EL Reibekäse
Salz und Pfeffer

Zubereitung:

1. Zunächst den Backofen auf 150 °C vorheizen.
2. Die Avocado halbieren, den Stein entfernen und die Frucht etwas aushöhlen.
3. Den Bacon fein hacken.
4. In die Aushöhlungen der Avocadohälften jeweils ein Ei schlagen, salzen und pfeffern.
5. Mit Käse und Bacon bestreuen und beide Hälften auf ein Backblech legen.
6. Für 15 Minuten im Ofen backen und genießen.

Rührei mit Tomaten

10 min   116 kcal   2 g KH   7 g EW   8 g FE

Zutaten für 2 Portionen

3 Eier
100 g Tomaten
1 EL Kokosöl
Salz und Pfeffer

Zubereitung:

1. Zunächst die Tomaten waschen und in Würfel schneiden.
2. Die Eier in eine Schüssel schlagen, die Tomatenwürfel hinzugeben, salzen, pfeffern und alles gut verrühren.
3. Öl in einer Pfanne erhitzen und die Ei-Tomaten-Mischung hineingeben.
4. Unter Rühren anbraten.

Eier mit Speck

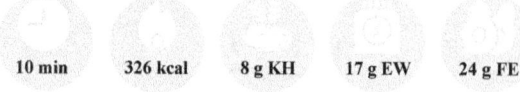

10 min   326 kcal   8 g KH   17 g EW   24 g FE

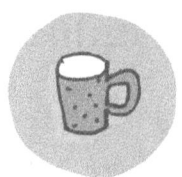

Zutaten für 1 Portion

4 Scheiben Bacon
2 Eier
1 Frühlingszwiebel
½ TL Ahornsirup
1 Prise Zimt

Zubereitung:

1. Zuerst den Speck mit Zimt und Ahornsirup in eine Pfanne geben und von beiden Seiten anbraten.
2. Anschließend den Speck an den Rand schieben und die Eier in der Pfanne anbraten.
3. Die Frühlingszwiebeln putzen und in Ringe schneiden.
4. Die Spiegeleier zusammen mit dem Speck auf einem Teller anrichten und mit den Frühlingszwiebeln bestreuen.

Tomaten-Omelett mit Schnittlauch

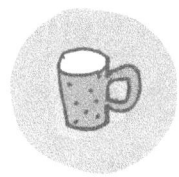

15 min   284 kcal   3 g KH   17 g EW   22 g FE

Zutaten für 4 Portionen

4 kleine Tomaten
100 g Gouda
1 Bund Schnittlauch
8 Eier
90 ml Sojasahne
1 EL Olivenöl
Salz und Pfeffer

Zubereitung:

1. Die Tomaten zuerst waschen, den Stiel entfernen und das Fruchtfleisch in Scheiben schneiden.
2. Im Anschluss den Schnittlauch gründlich putzen und hacken.
3. Den Gouda grob raspeln.
4. Danach die Eier in eine Schüssel schlagen, mit zwei Dritteln des Schnittlauchs gründlich verquirlen, salzen und pfeffern.
5. Nun das Öl in einer Pfanne erhitzen, eine Portion der Eimasse hineingegeben und bei niedriger Wärmezufuhr stocken lassen.
6. Das Omelett mit den Tomatenscheiben belegen, mit dem Gouda bestreuen und bei geschlossenem Deckel für 2–3 Minuten garen lassen.
7. Die restliche Eimasse ebenso zubereiten und vor dem Servieren die Omeletts zusammenklappen.

Frischkäsebrötchen

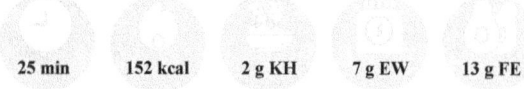
25 min | 152 kcal | 2 g KH | 7 g EW | 13 g FE

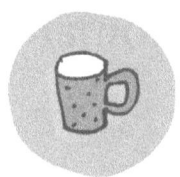

Zutaten für 3 Portionen

3 Eier
90 g Frischkäse

Zubereitung:

1. Zunächst den Ofen auf 150 °C vorheizen.
2. Anschließend die Eier trennen und das Eigelb zunächst zur Seite stellen.
3. Das Eiweiß in ein Rührgefäß geben und steif schlagen.
4. In einer Schüssel den Frischkäse mit dem Eigelb verrühren und das Eiweiß unterheben.
5. Ein Backblech mit Backpapier auslegen.
6. Mit einem Esslöffel 9 Teiglinge vom Teig abstechen und auf das Blech legen.
7. Die Brötchen in den Ofen schieben und für 15 Minuten backen.

Mikrowellen-Kartoffelbrot

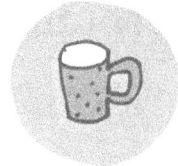

10 min   187 kcal   2 g KH   11 g EW   14 g FE

Zutaten für 2 Portionen

30 g Butter
20 g Kartoffelfasern
1 Ei
30 g Mandelmehl
1 Prise Salz

Zubereitung:

1. Als Erstes die Butter in einen Topf geben und schmelzen.
2. Anschließend Mandelmehl, Kartoffelfasern, das Ei, Salz und die geschmolzene Butter in eine Schüssel füllen und alles gut miteinander verkneten.
3. Eine mikrowellengeeignete Backform mit etwas Butter einfetten und den Teig hineingeben.
4. Das Brot in die Mikrowelle stellen und auf höchster Stufe für 2 Minuten backen.

Falsches Rührei mit Pilzen

20 min   178 kcal   3 g KH   12 g EW   12 g FE

Zutaten für 3 Portionen

200 g Räuchertofu
100 g Pfifferlinge
2 Frühlingszwiebeln
1 EL Petersilie
½ TL Kurkuma
Salz und Pfeffer
1 EL Olivenöl

Zubereitung:

1. Zunächst die Pfifferlinge putzen und die Frühlingszwiebeln in Ringe schneiden.
2. Den Tofu zerbröseln.
3. Öl in einer Pfanne erhitzen und Pilze zusammen mit dem Tofu, Frühlingszwiebeln, Petersilie und Kurkuma anbraten.
4. Mit Salz und Pfeffer abschmecken.

Brotaufstrich mit Tomaten

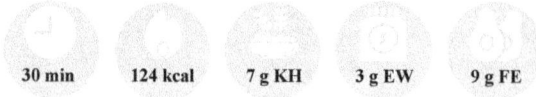

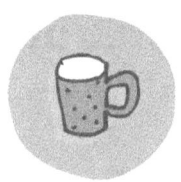

Zutaten für 8 Portionen

150 g Cashewkerne
4 getrocknete Tomaten
100 ml Wasser
1 EL Hefeflocken
1 TL Oregano
1 Prise Paprikapulver
1 Prise Salz

Zubereitung:

1. Zunächst die Cashewkerne für 25 Minuten in Wasser einweichen.
2. Nach dem Einweichen die Cashewkerne zusammen mit den Tomaten, den Hefeflocken, Oregano, Paprikapulver und Salz in den Mixer geben und alles pürieren.

Kräuterquark

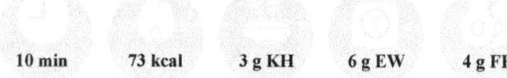

Zutaten für 4 Portionen

200 g Sojaquark
1 Knoblauchzehe
1 EL Basilikum
1 EL Petersilie
1 TL Dill
1 TL Oregano
1 TL Schnittlauch
1 TL Olivenöl
1 TL Zitronensaft
1 Prise Salz

Zubereitung:

1. Zunächst die Knoblauchzehe schälen und fein hacken.
2. Die Kräuter putzen und ebenfalls fein hacken.
3. Den Sojaquark mit Öl und Zitronensaft in eine Schüssel geben und verrühren.
4. Die Kräuter einrieseln lassen, den Knoblauch hineingeben und alles gut vermengen.
5. Zum Schluss mit Salz abschmecken.

Salate

Low-Carb-Salate werden ohne zuckerhaltige Fertigdressings zubereitet und beseitigen auf diesem Wege eine häufig missachtete Kalorienfalle. Wer bisher mit besten Vorsätzen einen gesunden Salat mit einer Fülle an Gemüse zubereitete und dann mit dem Dressing eine versteckte Kalorienfalle hinzufügte, wunderte sich über die negative Entwicklung des eigenen Körpergewichtes. Damit ist aber nun Schluss! Low-Carb-Salate sind reich an Ballaststoffen, Vitaminen, Mineralstoffen, sekundären Pflanzenstoffen und enthalten zudem viel Eiweiß. Der wichtige Baustoff Eiweiß begünstigt den Erhalt der Muskelmasse in Diät-Zeiten.

Thunfischsalat, Salat mit Roastbeef, Schinken-Mozzarella-Salat, Brokkoli-Bacon-Salat – proteinreich bis deftig, die Salate in diesem Kapitel sind äußerst abwechslungsreich! Auch für Vegetarier sind einfallsreiche Salat-Kreationen enthalten. **Erdbeeren im Mix mit Wildkräutern, Avocados in Kombination mit Orangen** sowie weitere Gemüse-Obst-Kombinationen sind Ausdruck der verfügbaren Vielfalt dieses Kapitels. Mögen Sie es sommerlich erfrischend, dann probieren Sie den **Selleriesalat mit Melone**. Erschließen Sie sich eine neue Welt der Salate; nämlich die Low-Carb-Salate, die durch die fettreicheren Zutaten sogar eine erstaunlich sättigende Wirkung haben und eine Mahlzeit absolut zufriedenstellend ersetzen können.

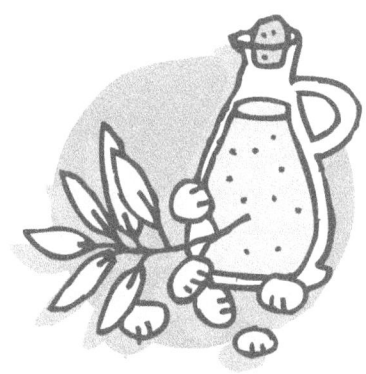

Thunfischsalat

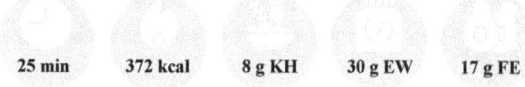

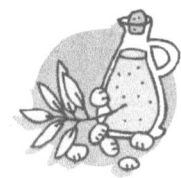

25 min   372 kcal   8 g KH   30 g EW   17 g FE

Zutaten für 2 Portionen

85 g Thunfisch im eigenen Saft
160 g Avocado
1 Zwiebel
85 g Eichblattsalat
16 grüne Oliven, entsteint
2 Eier
1½ EL Olivenöl
2 EL Balsamico

Zubereitung:

1. Als Erstes Wasser zum Kochen bringen, die Eier 10 Minuten kochen und abschrecken.
2. Den Salat waschen und zupfen.
3. Die Zwiebel schälen, halbieren und würfeln.
4. Die Avocado halbieren, den Stein entfernen und das Fruchtfleisch mit einem Löffel herauslösen.
5. Den Thunfisch in kleine Stücke teilen.
6. Die Eier schälen und würfeln.
7. Die Oliven halbieren.
8. Nun alle Zutaten in eine Schüssel geben und mit Balsamica und Öl anmachen.

Salat mit Roastbeef

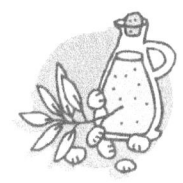

15 min   370 kcal   9 g KH   20 g EW   27 g FE

Zutaten für 2 Portionen

160 g frischer Salat
40 g rote Zwiebeln
¼ grüne Paprika
40 ml natives Olivenöl
½ TL Knoblauch, fein gehackt
1½ EL Balsamico
½ TL Dijonsenf
30 g Gorgonzola
115 g Roastbeef
1 EL geröstete Pinienkerne

Zubereitung:

1. Als Erstes den Salat waschen und in mundgerechte Stücke zupfen.
2. Die Paprika waschen und in Streifen schneiden.
3. Die Zwiebel schälen und fein hacken.
4. Alles zusammen in eine Salatschüssel geben.
5. Den Gorgonzola über den Salat streuen und das Roastbeef in Stücke geschnitten zum Salat geben.
6. Nun Senf, Knoblauch, Olivenöl und Essig miteinander vermengen. Das Senfdressing über den Salat gießen und alles miteinander vermengen.
7. Zum Schluss mit den Pinienkernen garnieren und den Salat servieren.

Italienischer Salat

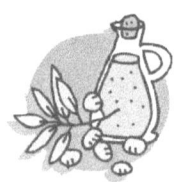

20 min | 546 kcal | 6 g KH | 30 g EW | 43 g FE

Zutaten für 2 Portionen

1 kleiner Kopf Römersalat
50 g Champignons
½ Gurke
¼ rote Zwiebel
100 g italienische Salami
100 g Provolone
2 Tomaten
1 TL Zitronensaft
1 EL natives Olivenöl
Salz und Pfeffer

Zubereitung:

1. Zuerst den Salat waschen und zupfen, dann die Champignons putzen und in Scheiben schneiden.
2. Die Gurke waschen und ebenfalls in Scheiben schneiden.
3. Die Zwiebel schälen und fein hacken.
4. Die Salami in Scheiben und den Provolone in Streifen schneiden.
5. Die Tomaten waschen und vierteln.
6. Anschließend wird das Dressing hergestellt: Hierfür Olivenöl, Zitronensaft, Salz und Pfeffer vermengen.
7. Nun Salat, Zwiebeln, Gurke und Tomate in eine Schüssel geben und mit dem Dressing vermengen.
8. Zum Schluss die Pilze anbraten und zusammen mit Käse und Salami zum Salat geben, auf Teller verteilen und servieren.

Avocado-Orangen-Salat

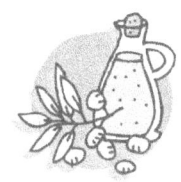

15 min   311 kcal   12 g KH   16 g EW   21 g FE

Zutaten für 2 Portionen

100 g Salat nach Wahl
1 Tomate
½ Avocado
½ Orange
4 Scheiben Speck
¼ rote Zwiebel
2 TL Zitronensaft
1 EL natives Olivenöl

Zubereitung:

1. Zunächst die Tomate waschen und in Stücke schneiden.
2. Die Zwiebel schälen und fein hacken.
3. Die Avocado schälen, entsteinen und in Scheiben schneiden.
4. Die Orange schälen und in kleine Stücke schneiden.
5. Den Salat waschen und zupfen.
6. Aus Öl und Zitronensaft ein Dressing herstellen.
7. Salatblätter und Tomatenstücke in eine Schüssel geben und mit dem Dressing vermischen.
8. Den Speck in einer Pfanne kross anbraten.
9. Zum Schluss Orange, Zwiebel und Avocado zum Salat geben und mit dem Speck garnieren.

Salate

Artischockensalat mit Hähnchen

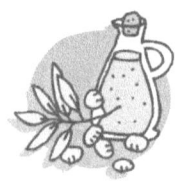

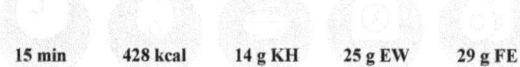

15 min   428 kcal   14 g KH   25 g EW   29 g FE

Zutaten für 2 Portionen

180 g Hähnchenbrust
120 g Artischockenherzen aus dem Glas
50 g Wasserkastanien
15 g Oliven
10 ml Sojasauce
1 EL Olivenöl
1 EL Zitronensaft
60 g Knollensellerie
10 g Butter
40 g Pecannüsse

Zubereitung:

1. Zunächst die Artischocken in kleine Stücke und die Kastanien in Scheiben schneiden.
2. Den Sellerie schälen und ebenfalls klein schneiden.
3. Die Pecannüsse hacken.
4. Danach Zitronensaft, Olivenöl und die Sojasauce in ein hohes Gefäß füllen und gut vermischen.
5. Die Butter in einer Pfanne erhitzen und die Hähnchenbrust von beiden Seiten je ca. 4–5 Minuten scharf anbraten.
6. Im Anschluss die Pecannüsse in der Butter knusprig rösten.
7. Alles Zutaten in eine Schüssel geben, mit dem Dressing vermengen, anrichten und servieren.

Salate

Thunfisch-Tomaten-Salat

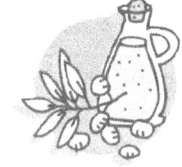

10 min   157 kcal   5 g KH   19 g EW   7 g FE

Zutaten für 4 Portionen

2 Dosen Thunfisch in eigenem Saft
250 g Tomaten
100 g Mais
2 EL Öl
4 EL Essig
etwas Salz

Zubereitung:

1. Zunächst die Tomaten waschen und in Stücke schneiden.
2. Anschließend Mais und Thunfisch abtropfen lassen und mit den Tomaten vermischen.
3. Öl, Essig und Salz in ein Rührgefäß geben und vermengen.
4. Den Salat mit dem Dressing vermischen und servieren.

Selleriesalat

10 min   117 kcal   4 g KH   1 g EW   10 g FE

Zutaten für 4 Portionen

2 Knollensellerie
4 EL Öl
6 EL Essig
Salz und Pfeffer

Zubereitung:

1. Als Erstes den Sellerie schälen und in einen Topf mit Wasser geben und kochen.
2. Anschließend mit kaltem Wasser abschrecken und klein schneiden.
3. Aus Salz, Pfeffer, Essig und Öl ein Dressing herstellen und über den Sellerie geben.

Tomaten-Fenchel-Salat

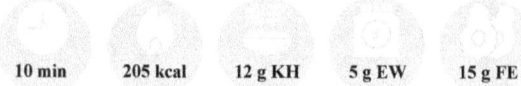

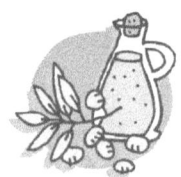

Zutaten für 4 Portionen

450 g Tomaten
2 Fenchelknollen
1 Zwiebel
3 Knoblauchzehen
4 EL Essig
4 EL Olivenöl
Kräuter nach Belieben
Salz und Pfeffer

Zubereitung:

1. Zunächst den Fenchel waschen und halbieren, dann den Strunk entfernen und den Fenchel in Scheiben schneiden.
2. Die Tomaten waschen und ebenfalls in Scheiben schneiden.
3. Zwiebel und Knoblauch schälen und fein hacken.
4. Alles in eine Salatschüssel geben.
5. Essig, Öl, Salz, Pfeffer und Kräuter in eine Schüssel geben und vermischen.
6. Den Salat mit dem Dressing vermengen und servieren.

Erdbeer-Zucchini-Salat

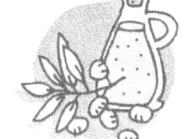

20 min   262 kcal   6 g KH   2 g EW   21 g FE

Zutaten für 4 Portionen

200 g Erdbeeren
2 Zucchini
1 Bund Kerbel
6 EL Cidre
6 EL Olivenöl
Salz und Pfeffer

Zubereitung:

1. Zuerst die Zucchini waschen und in Scheiben schneiden.
2. Die Erdbeeren waschen, das Grün entfernen und sie ebenfalls in Scheiben schneiden.
3. Wasser in einen Topf geben, leicht salzen und zum Kochen bringen.
4. Die Zucchinischeiben darin für eine Minute kochen und anschließend kalt abschrecken.
5. Zucchini- und Erdbeerscheiben auf einem Teller drapieren.
6. Aus Cidre, Öl, Salz und Pfeffer ein Dressing mischen und Zucchini und Erdbeeren damit beträufeln.
7. Den Kerbel waschen, fein hacken und über den Salat streuen.

Paprikasalat

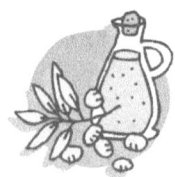

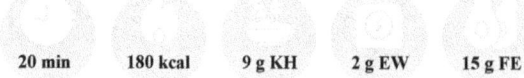

20 min 180 kcal 9 g KH 2 g EW 15 g FE

Zutaten für 4 Portionen

3 Paprika, bunt
1 Salatgurke
4 EL Essig
4 EL Öl
Salz und Pfeffer

Zubereitung:

1. Zunächst die Paprika waschen, entkernen und in Streifen schneiden.
2. Die Gurke schälen und in dünne Scheiben schneiden.
3. Essig, Öl, Salz und Pfeffer in eine Rührschüssel geben und miteinander vermischen.
4. Das Dressing auf das Gemüse geben und alles für 15 Minuten durchziehen lassen, bevor der Salat serviert wird.

Salate

Kohlrabisalat

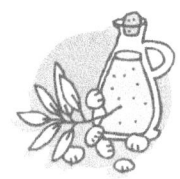

20 min   129 kcal   11 g KH   3 g EW   8 g FE

Zutaten für 4 Portionen

2 Kohlrabi
80 g Rucola
2 Orangen, ungespritzt
1 Limette, ungespritzt
2 EL Olivenöl
1 Knoblauchzehe
1 Chilischote
Salz und Pfeffer

Zubereitung:

1. Zunächst Kohlrabi schälen und in dünne Scheiben schneiden. Mit Salz bestreuen und 10 Minuten ziehen lassen.
2. Den Rucola gründlich waschen und abtropfen lassen.
3. Von der Schale der Orange und der Limette Zesten ziehen und beide Orangen anschließend komplett schälen.
4. Die Orange filetieren und den überschüssigen Saft dabei auffangen.
5. Die Limette halbieren und auspressen.
6. Orangen- und Limettensaft mit dem Olivenöl verrühren.
7. Den Knoblauch schälen und fein hacken.
8. Die Chilischote waschen und ebenfalls fein hacken.
9. Knoblauch und Chili zusammen mit Salz und Pfeffer in die Saftmischung geben und nochmals verrühren.
10. Nun die Kohlrabischeiben gründlich mit Wasser abwaschen, abtrocknen und zusammen mit den Filets und dem Rucola anrichten.
11. Zum Schluss mit dem Dressing beträufeln und mit den Zesten garnieren.

Krabben-Radieschen-Salat

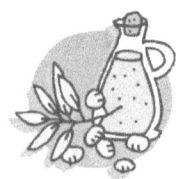

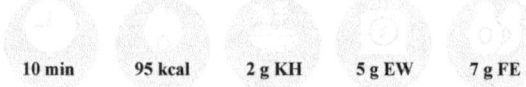

10 min   95 kcal   2 g KH   5 g EW   7 g FE

Zutaten für 4 Portionen

100 g Nordseekrabbenfleisch
3 Radieschen
½ rote Zwiebel
3 Stiele Dill
½ Zitrone
2 EL Olivenöl
Salz und Pfeffer

Zubereitung:

1. Zunächst die Radieschen waschen und klein schneiden.
2. Die Zwiebel schälen und fein hacken.
3. Den Dill ebenfalls hacken.
4. Den Saft der halben Zitrone auspressen und mit dem Öl, Salz und Pfeffer zu einem Dressing verrühren.
5. Radieschen, Zwiebeln, Dill und Krabben mit dem Dressing vermischen.

Salate

Schinken-Mozzarella-Salat

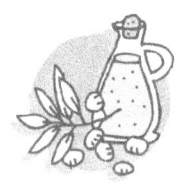

15 min   153 kcal   3 g KH   10 g EW   11 g FE

Zutaten für 4 Portionen

100 g Parmaschinken
60 g Mozzarella
50 g Rucola
1 Feige
2 EL Olivenöl
1 EL Balsamico
etwas Basilikum
Salz und Pfeffer

Zubereitung:

1. Als Erstes den Rucola gut waschen und trockenschleudern.
2. Den Parmaschinken in Streifen schneiden.
3. Den Mozzarella trockentupfen und in Stücke schneiden.
4. Die Feigen ebenfalls grob hacken.
5. Das Basilikum putzen und fein hacken.
6. Anschließend das Basilikum mit dem Balsamico, Olivenöl, Salz und Pfeffer zu einem Dressing vermengen.
7. Alle Zutaten in einer Schüssel anrichten, mit dem Dressing beträufeln und servieren.

Champignonsalat mit Feta

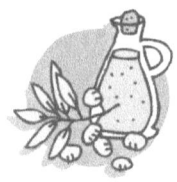

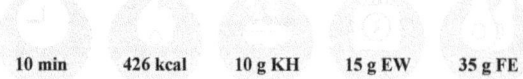

10 min   426 kcal   10 g KH   15 g EW   35 g FE

Zutaten für 1 Portion

1 Kopf Römersalat
3 Champignons
50 g Feta
1 EL Salatkernmix
1 ½ EL Olivenöl
Salz und Pfeffer

Zubereitung:

1. Als Erstes den Salat waschen und zupfen.
2. Die Champignons putzen und in Scheiben schneiden.
3. Den Feta in Würfel schneiden.
4. 1 TL Öl in einer Pfanne erhitzen und die Champignons darin kurz anbraten.
5. Zum Schluss den Salat mit den Pilzen, dem Feta und dem Salatkernmix in eine Schüssel geben, das restliche Olivenöl untermischen und mit Salz und Pfeffer abschmecken.

Brokkoli-Bacon-Salat

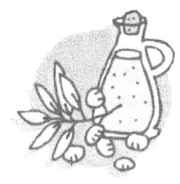

20 min   201 kcal   9 g KH   11 g EW   13 g FE

Zutaten für 5 Portionen

2 Brokkoli
150 g Bacon
2 Schalotten
150 g Mayonnaise, Balance
2 EL Weißweinessig
3 Tropfen Stevia, flüssig
1 TL Sesamöl

Zubereitung:

1. Zunächst den Brokkoli waschen und in Röschen teilen, den Strunk schälen und würfeln.
2. In einem Topf Salzwasser zum Kochen bringen und den Brokkoli ca. 5 Minuten darin garen. Anschließend abkühlen lassen.
3. Währenddessen den Bacon würfeln und die Schalotten schälen und in Ringe schneiden.
4. Beides zusammen in einer Pfanne anrösten.
5. In einer Schale Mayonnaise, Essig, Sesamöl und Stevia vermengen.
6. Den Brokkoli zusammen mit den Zwiebelringen und dem Bacon in eine Schüssel geben und mit dem Mayonnaisedressing verfeinern.

Würziger Käse-Gurken-Salat

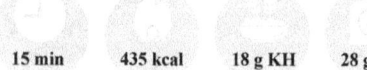

15 min   435 kcal   18 g KH   28 g EW   27 g FE

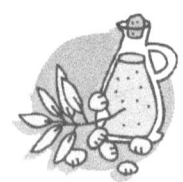

Zutaten für 4 Portionen

400 g Gouda
200 g Gewürzgurken
1 Kopf Eichblattsalat
2 Zwiebeln
4 EL Öl
6 EL Weißweinessig
1 EL flüssiger Honig
1 TL Senf
1 Bund Petersilie, gehackt
Salz und Pfeffer

Zubereitung:

1. Als Erstes den Salat waschen und zupfen.
2. Die Zwiebeln schälen und in Ringe schneiden.
3. Die Gewürzgurken und den Gouda in Streifen schneiden.
4. Aus Öl, Essig, Honig, Senf, Salz und Pfeffer ein Dressing herstellen.
5. Den Salat zusammen mit dem Gouda, den Gewürzgurken und den Zwiebeln in einer Schüssel anrichten und mit dem Dressing vermengen.

Rettich-Carpaccio mit Schinken

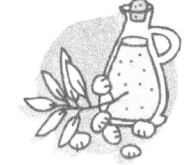

25 min   130 kcal   5 g KH   12 g EW   7 g FE

Zutaten für 6 Portionen

1 Rettich, weiß
2 Paprika, rot
½ Kopf Römersalat
250 g Katenschinken, gewürfelt
3 EL Rapsöl
1 EL Apfelessig
1 TL Senf
Salz und Pfeffer

Zubereitung:

1. Zunächst den Rettich waschen und in dünne Scheiben schneiden.
2. Die Paprika waschen, entkernen und in Streifen schneiden.
3. Den Salat waschen und zupfen.
4. Den Schinken in einer Pfanne anbraten und umfüllen.
5. Das ausgelassene Fett zusammen mit Öl, Essig, Senf, Salz und Pfeffer zu einem Dressing verrühren.
6. Die Rettichscheiben auf einem Teller anrichten. Paprika, Salat und Schinkenwürfel darauf verteilen und mit dem Dressing verfeinern.

Erdbeer-Wildkräuter-Salat

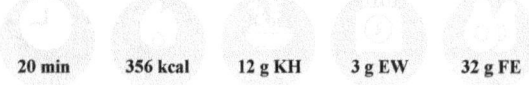
20 min   356 kcal   12 g KH   3 g EW   32 g FE

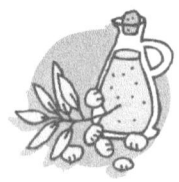

Zutaten für 1 Portion

50 g Wildkräuter (Vogelmiere)
40 g Erdbeeren
20 g Löwenzahn
 EL Öl
1½ EL Apfelessig
1 Prise Salz und Pfeffer

Zubereitung:

1. Die Kräuter zuerst waschen und klein schneiden.
2. Die Erdbeeren waschen, das Grün entfernen und sie halbieren.
3. Die Hälfte der Erdbeeren mit Öl und Essig pürieren und mit Salz und Pfeffer abschmecken.
4. Die Kräuter auf zwei Teller geben, 1 EL der Erdbeersoße darüber geben und mit den restlichen Erdbeeren garnieren.

Champignonsalat

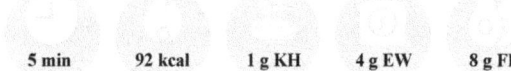
5 min   92 kcal   1 g KH   4 g EW   8 g FE

Zutaten für 4 Portionen

500 g Champignons
1 EL Zitronensaft
3 EL Olivenöl
2 EL frische Kräuter, gehackt
Salz und Pfeffer

Zubereitung:

1. Zunächst die Champignons putzen und in Scheiben schneiden.
2. Aus Zitronensaft, Olivenöl, Salz und Pfeffer ein Dressing herstellen und über die Champignons geben.
3. Den Salat mit den Kräutern garnieren und servieren.

Blumenkohlsalat

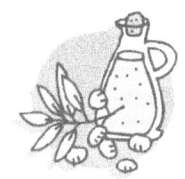

15 min   197 kcal   12 g KH   8 g EW   13 g FE

Zutaten für 2 Portionen

- 1 Blumenkohl
- 50 g Tomaten
- 50 g Gurke
- 1 Knoblauchzehe
- 2 EL Cashewkerne
- 1 EL Petersilie
- 1 EL Minze
- 1 EL Olivenöl
- Salz und Pfeffer

Zubereitung:

1. Zunächst die Tomaten waschen und in Stücke schneiden.
2. Die Gurke schälen und würfeln.
3. Petersilie und Minze putzen und hacken.
4. Den Knoblauch schälen und fein hacken.
5. Den Blumenkohl waschen und fein reiben.
6. Alle Zutaten in eine Schüssel geben, gut mischen und mit Salz und Pfeffer abschmecken.

Tomaten-Tofu-Salat

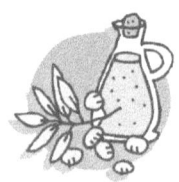

30 min | 158 kcal | 9 g KH | 6 g EW | 10 g FE

Zutaten für 2 Portionen

3 Tomaten
100 g Seidentofu
60 ml Hafersahne
1 EL Olivenöl
2 TL Balsamico
1 EL Kräuter der Provence
1 TL Agar-Agar
¼ TL Salz
¼ TL Knoblauchpulver
¼ TL Zitronensaft

Zubereitung:

1. Zunächst Hafersahne, Zitronensaft, Agar-Agar und Gewürze in den Mixer geben und gut pürieren.
2. Diese Mischung in einen Topf geben, kurz aufkochen lassen und dabei ständig rühren, damit nichts ansetzt.
3. Anschließend nochmals pürieren und 20 Minuten in den Kühlschrank geben.
4. Währenddessen den Tofu in Scheiben schneiden.
5. Die Tomaten waschen, halbieren und ebenfalls in Scheiben schneiden.
6. Olivenöl, Balsamico und Kräuter in einer Schale vermischen.
7. Zum Schluss den Tofu mit den Tomaten anrichten und mit den zwei Dressings beträufeln.

Selleriesalat mit Melone

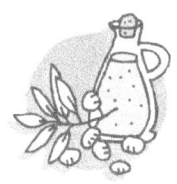

10 min   192 kcal   11 g KH   5 g EW   14 g FE

Zutaten für 4 Portionen

4 Stangen Staudensellerie
4 Blatt Chicorée
2 Paprika, rot
4 Radieschen
80 g Honigmelone
4 EL Distelöl
4 EL Apfelessig
4 EL Kerbel
4 EL Sonnenblumenkerne, geröstet
Salz und Pfeffer

Zubereitung:

1. Zunächst Distelöl, Apfelessig, Salz und Pfeffer zu einem Dressing verrühren.
2. Staudensellerie waschen und klein schneiden.
3. Kerbel putzen und hacken.
4. Paprika waschen, entkernen und ebenfalls klein schneiden.
5. Die Radieschen waschen und würfeln.
6. Die Melone schälen und ebenfalls würfeln.
7. Anschließend Paprika, Radieschen, Staudensellerie und Melone in das Dressing geben und gut vermischen.
8. Mit Kerbel und Sonnenblumenkernen bestreuen.

Pak-Choi-Papaya-Salat

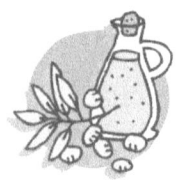

15 min   184 kcal   10 g KH   4 g EW   14 g FE

Zutaten für 4 Portionen

- 200 g Pak Choi
- 120 g Papaya
- 2 Schalotten
- 4 Radieschen
- 1 Paprika, gelb
- 4 EL Limettensaft
- 4 EL Sesamöl
- 4 EL Sesam, geröstet
- 2 TL Zucker

Zubereitung:

1. Den Pak Choi waschen und in mundgerechte Stücke schneiden.
2. Die Papaya waschen und klein schneiden.
3. Die Radieschen waschen und in Scheiben schneiden.
4. Die Paprika waschen, entkernen und in Streifen schneiden.
5. Die Schalotten schälen, halbieren und hacken.
6. Alles zusammen in eine Schüssel geben und vermengen.
7. Limettensaft, Sesamöl, Sesam und Zucker in einem Schälchen vermengen und das Dressing über den Salat geben.

Rotkohlsalat mit Birne

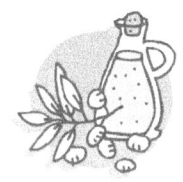

15 min   139 kcal   9 g KH   3 g EW   10 g FE

Zutaten für 4 Portionen

240 g Rotkohl
1 Birne
2 Schalotten
1 Möhre
8 EL Sojajoghurt
4 EL Zitronensaft
4 EL Walnussöl
4 EL Petersilie
4 Prisen Zimt
Salz und Pfeffer

Zubereitung:

1. Den Rotkohl waschen und in Streifen schneiden.
2. Die Petersilie waschen und hacken.
3. Die Birne schälen, entkernen und würfeln.
4. Die Schalotten schälen, halbieren und hacken.
5. Die Möhre schälen und raspeln.
6. Rotkohl, Petersilie, Birne, Schalotten und Möhre in eine Schüssel geben.
7. Aus Sojajoghurt, Zitronensaft, Walnussöl, Petersilie, Zimt, Salz und Pfeffer ein Dressing herstellen.
8. Das Dressing über den Salat geben und servieren.

Suppen

Machen Sie mit den folgenden Rezepten die Suppen einfach selbst – und das zuckerarm. Aufgrund der Verwendung von einer Vielfalt an Gewürzen kreieren Sie Suppen mit einzigartigen Aromen, wie z. B. die **Möhrensuppe mit Ingwer**, die ein Highlight dieses Kapitels ist. Sie mögen keinen Ingwer? Kein Problem, es gibt genügend Alternativen:

- **Saure Zucchinisuppe**, die durch die Grapefruit einen charakteristischen Geschmack erhält
- **Pikante Gurkensuppe**, die mit Mandelblättchen, Limette und Granatapfelkernen unverwechselbar ist
- **Süße Brokkolisuppe**, die den Brokkoli in einer ausgefallenen Variante mit Birne und Haselnussöl präsentiert

Obwohl die Rezepte äußerst kreativ sind, finden Sie die Zutaten in nahezu jedem Lebensmittelgeschäft. Da sich Suppen in Getränkeflaschen oder Thermoskannen leicht transportieren lassen, sind die nachfolgenden Rezepte auch gut geeignet als nährstoffreiches und sättigendes „Getränk" für zwischendurch bei der Arbeit.

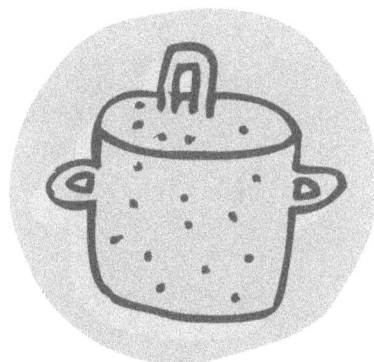

Bärlauchsuppe

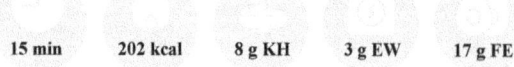
15 min   202 kcal   8 g KH   3 g EW   17 g FE

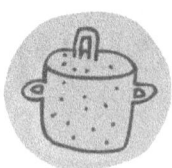

Zutaten für 4 Portionen

20 g Butter
300 g Bärlauch
150 ml Kochsahne, fettarm, 7 %
500 ml klare Gemüsebrühe
1 Zwiebel
Salz und Pfeffer
2 Knoblauchzehen
1 Prise Muskat

Zubereitung:

1. Zunächst den Bärlauch gut waschen.
2. Anschließend mit heißem Wasser übergießen und mit kaltem Wasser abschrecken. Ausdrücken und klein schneiden.
3. Nun die Zwiebel und den Knoblauch schälen und fein hacken.
4. Butter in einen großen Topf geben und Knoblauch und Zwiebeln darin glasig dünsten.
5. Den Bärlauch hinzugeben und mit Gemüsebrühe auffüllen.
6. Die Suppe aufkochen lassen und die Kochsahne eingießen.
7. Zum Schluss alles pürieren und mit Salz, Pfeffer und Muskat abschmecken.

Zucchini-Käse-Suppe

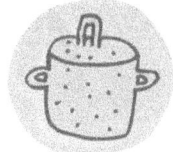

25 min   181 kcal   3 g KH   6 g EW   16 g FE

Zutaten für 4 Portionen

2 Zucchini
1 Becher Crème fraîche
50 g Emmentaler, gerieben
1 Schuss Weißwein
Salz und Pfeffer
1 Würfel Gemüsebrühe
500 ml Wasser
1 Prise Muskat

Zubereitung:

1. Zunächst die Zucchini waschen und in Würfel schneiden.
2. Wasser in einem Topf zum Kochen bringen und die Zucchini darin ca. 10 Minuten garen.
3. Anschließend die Zucchini mit dem Wasser zusammen pürieren und Crème fraîche, Emmentaler und Weißwein hinzufügen.
4. Mit Salz, Pfeffer, Muskat und Brühwürfel würzen und für 5 Minuten auf mittlerer Stufe kochen lassen.

Avocado-Garnelen-Suppe

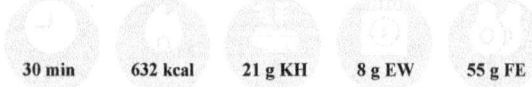

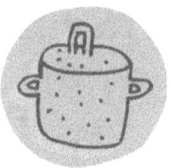

Zutaten für 4 Portionen

3 Avocados
3 EL Butter
2 EL Mehl
1 Liter Gemüsebrühe
250 ml Kochsahne, fettarm, 7 %
2 EL Crème fraîche
½ Zitrone
1 Prise Salz
4 Garnelen
etwas Öl

Zubereitung:

1. Zuerst die Avocados halbieren, entsteinen und das Fruchtfleisch aus der Schale lösen.
2. Anschließend die Butter in einem Topf erhitzen.
3. Das Mehl unter ständigem Rühren in der Butter anschwitzen und mit der Gemüsebrühe ablöschen.
4. Das Avocadofruchtfleisch zur Brühe geben und für 20 Minuten auf niedriger Temperatur köcheln lassen.
5. Währenddessen das Öl in einer Pfanne erhitzen und die Garnelen darin scharf anbraten.
6. Die Zitrone auspressen und den Saft mit Sahne und Crème fraîche in einer Schüssel vermischen.
7. Danach die Suppe pürieren, die Zitronen-Sahne-Mischung in die Suppe geben und kurz aufkochen lassen.
8. Zum Schluss die Suppe mit jeweils einer Garnele servieren.

Möhren-Sellerie-Suppe

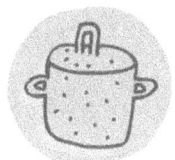

30 min   198 kcal   8 g KH   12 g EW   12 g FE

Zutaten für 4 Portionen

750 ml Gemüsebrühe
400 g Möhren
2 Stangen Staudensellerie
2 EL Crème fraîche
150 g Gouda, gerieben
Salz und Pfeffer
etwas Currypulver
1 Bund Petersilie

Zubereitung:

1. Zunächst die Möhren schälen und in Stücke schneiden.
2. Den Sellerie ebenfalls grob hacken.
3. Die Gemüsebrühe in einem Topf erhitzen und das Gemüse hineingeben.
4. Alles für 20 Minuten kochen lassen und die Suppe anschließend pürieren.
5. Crème fraîche und Käse hinzugeben und alles mit Salz, Pfeffer und Curry würzen.
6. Die Petersilie zupfen und die Suppe damit garnieren.

Brokkoli-Eintopf mit Sprossen

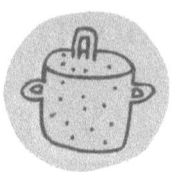

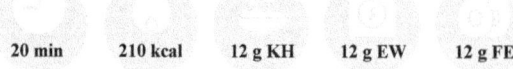

20 min   210 kcal   12 g KH   12 g EW   12 g FE

Zutaten für 2 Portionen
500 g Brokkoli
100 g Brokkolisprossen
125 ml Gemüsebrühe
3 EL Kochsahne, fettarm, 7 %
1 EL Bio-Kokosöl
3 EL frische Kräuter
1 TL Muskat

Zubereitung:

1. Den Brokkoli waschen und in Röschen teilen. Den Strunk schälen und in Scheiben schneiden.
2. Kokosöl in einer Pfanne erhitzen und die Brokkolischeiben darin andünsten.
3. Die Brokkoliröschen hinzugeben und kurz mitgaren.
4. Anschließend mit Gemüsebrühe ablöschen und für 10 Minuten garen.
5. Nun die Sahne hinzugeben und alles mit Salz, Kräutern und Muskat würzen.
6. Den Brokkoli-Eintopf mit den Sprossen garnieren und servieren.

Suppen

Brokkolisuppe

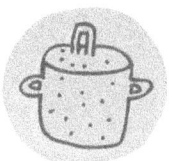

30 min   193 kcal   10 g KH   9 g EW   12 g FE

Zutaten für 2 Portionen

1 rote Zwiebel
3 cm Ingwer
900 ml Gemüsebouillon
1 Zitrone
500 g Brokkoli
100 ml Kokosmilch, fettreduziert
etwas Öl
Salz und Pfeffer

Zubereitung:

1. Als Erstes die Röschen vom Strunk des Brokkoli trennen.
2. Den Backofen auf 200 °C vorheizen und ein Backblech mit Backpapier auslegen.
3. Anschließend die Röschen mit Olivenöl einreiben, auf dem Backblech verteilen und für 20 Minuten in den Ofen geben.
4. In der Zwischenzeit die Zwiebel hacken und den Ingwer schälen und klein schneiden.
5. Die Zitrone auspressen.
6. Ein wenig Öl in einem Topf erhitzen und die Zwiebel darin leicht andünsten. Den Ingwer hinzufügen und mitgaren.
7. Nun den Strunk des Brokkoli schälen, in mundgerechte Stücke schneiden und diese in etwas Öl in einer Pfanne anrösten.
8. Die Röschen aus dem Ofen nehmen und in den Topf geben. Den Zitronensaft hinzugeben und den Brokkoli mit Salz würzen. Mit der Gemüsebouillon ablöschen und 12 Minuten lang kochen.
9. Den Topfinhalt mit einem Stabmixer pürieren.
10. Den Geschmack der Suppe mit etwas Kokosmilch, Salz und Pfeffer verfeinern und die Strunkstücke hineingeben.

Käsesuppe mit Lachsstreifen

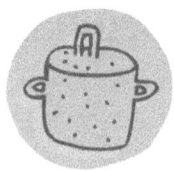

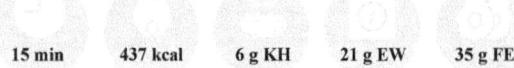

15 min | 437 kcal | 6 g KH | 21 g EW | 35 g FE

Zutaten für 1 Portion

100 g Gorgonzola
200 g Blattspinat, frisch
100 ml Kochsahne, fettreduziert, 7 %
20 g Lachs, geräuchert
20 g Kokosöl
Salz und Pfeffer

Zubereitung:

1. Als Erstes das Kokosöl und die Sahne in einen Topf geben, den Gorgonzola hinzugeben und schmelzen lassen. Mit Salz und Pfeffer abschmecken.
2. Den Spinat putzen und klein schneiden. Diesen ebenfalls in den Topf geben und kurz aufkochen lassen.
3. Nun den Lachs in Streifen schneiden.
4. Die Suppe mit dem Lachs garnieren und servieren.

Kokossuppe

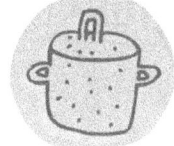

20 min   262 kcal   3 g KH   9 g EW   23 g FE

Zutaten für 1 Portion

300 ml Gemüsebrühe
100 ml Kokosmilch, fettreduziert
2 Schalotte
2 EL Gouda, gerieben
2 EL Tilsiter, gerieben
1 TL Parmesan, gerieben
1 TL Kokosraspeln
2 Prise Anispulver
1 TL Butter
4 EL Apfelessig
Salz und Pfeffer

Zubereitung:

1. Zunächst die Schalotte schälen und fein hacken.
2. Butter in einem Topf erhitzen und die Schalotte darin glasig dünsten.
3. Mit dem Apfelessig ablöschen und einkochen lassen.
4. Anschließend mit der Gemüsebrühe auffüllen und zum Kochen bringen.
5. Nun Gouda und Tilsiter hineingeben und bei mittlerer Hitze schmelzen.
6. Wenn der Käse geschmolzen ist, die Kokosmilch hineingeben und die Suppe mit den Gewürzen abschmecken.
7. Die Suppe mit Kokosraspeln und Parmesan garnieren.

Suppen

Hühnersuppe mit Einlage

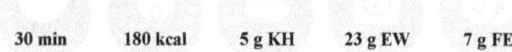

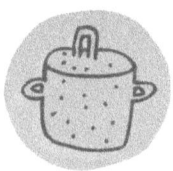

30 min   180 kcal   5 g KH   23 g EW   7 g FE

Zutaten für 1 Portion

250 ml Gemüsebrühe
80 g Hähncheninnenfilets
20 g Blumenkohl
½ Stange Staudensellerie
1 Ei
1 Lorbeerblatt
1 EL Schnittlauch, in Röllchen
Salz und Pfeffer

Zubereitung:

1. Als Erstes die Gemüsebrühe in einen Topf geben und mit Salz und Pfeffer würzen.
2. Das Lorbeerblatt hineinlegen und die Brühe zum Kochen bringen.
3. Währenddessen die Hähnchenfilets waschen, trockentupfen und in Würfel schneiden.
4. Die Hähnchenwürfel in die kochende Brühe geben und für 9 Minuten mitkochen.
5. In der Zwischenzeit den Blumenkohl waschen und in Röschen teilen.
6. Den Sellerie waschen und klein schneiden.
7. Sellerie mit in die Suppe geben und für weitere 3 Minuten kochen.
8. Zum Schluss das Ei in die Suppe schlagen und mit einem Schneebesen aufschlagen. Kurz stocken lassen und vor dem Servieren das Lorbeerblatt entfernen.

Suppen

Brokkolisuppe

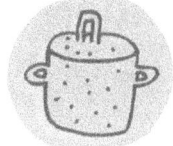

20 min   246 kcal   16 g KH   8 g EW   16 g FE

Zutaten für 4 Portionen

1 Brokkoli
1 Knoblauchzehe
1 Zwiebel
250 ml Gemüsebrühe
100 g Cashewkerne
1 EL Olivenöl
Curry
Kurkuma
Paprika, rosenscharf
Salz und Pfeffer

Zubereitung:

1. Als Erstes die Zwiebel schälen, halbieren und hacken.
2. Den Knoblauch ebenfalls schälen und fein hacken.
3. Den Brokkoli waschen und in Röschen teilen.
4. Öl in einem Topf erhitzen und Zwiebeln und Knoblauch darin glasig andünsten.
5. Den Brokkoli hinzugeben und mitbraten.
6. Mit der Gemüsebrühe ablöschen und für 15 Minuten kochen lassen.
7. Währenddessen eine Pfanne erhitzen und die Cashewkerne zusammen mit den Gewürzen anrösten.
8. Zum Schluss die Suppe pürieren und mit den Cashewkernen garniert servieren.

Möhrensuppe mit Ingwer

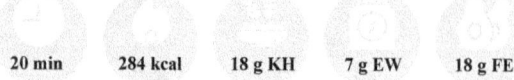

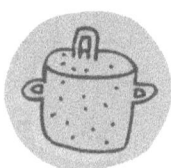

20 min   284 kcal   18 g KH   7 g EW   18 g FE

Zutaten für 1 Portion

1 Zwiebel
1 Möhre
1 Msp. Ingwerpulver
1 Msp. Chilipulver
1 Msp. Paprikapulver
1 TL Distelöl
30 g Cashewkerne
30 ml Weißwein, lieblich
200 ml Gemüsebrühe
Salz

Zubereitung:

1. Die Möhre schälen und klein schneiden.
2. Die Zwiebel schälen, halbieren und hacken.
3. Öl in einem Topf erhitzen und Möhre und Zwiebel darin andünsten.
4. Ingwer-, Chili- und Paprikapulver hinzugeben und verrühren.
5. Alles mit Weißwein ablöschen und die Gemüsebrühe einfüllen.
6. Die Suppe für 5 Minuten kochen.
7. Zum Schluss mit Salz abschmecken und mit einem Stabmixer pürieren.

Süße Brokkolisuppe

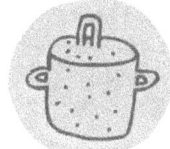

15 min   133 kcal   7 g KH   6 g EW   9 g FE

Zutaten für 4 Portionen

1 Brokkoli
1 Birne
400 ml Gemüsebrühe
3 EL Sojajoghurt
3 EL Mandelblättchen
1 EL Haselnussöl
1 Prise Natron
1 Prise Kreuzkümmel, gemahlen
Salz und Pfeffer

Zubereitung:

1. Zunächst den Brokkoli waschen und in Röschen teilen.
2. Die Birne schälen, entkernen und in Stücke schneiden.
3. Öl in einem Topf erhitzen und die Birnenstücke darin anbraten.
4. Die Brokkoliröschen kurz mitbraten und alles mit der Brühe ablöschen.
5. Nun das Natron hinzugeben und die Suppe für 7 Minuten kochen lassen.
6. Mit Kreuzkümmel, Salz und Pfeffer abschmecken und zum Schluss die Suppe mit dem Pürierstab pürieren.
7. Vor dem Servieren einen Klecks Sojajoghurt in die Suppe geben und mit ein paar Mandelblättchen bestreuen.

Selleriesuppe

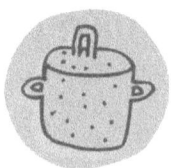

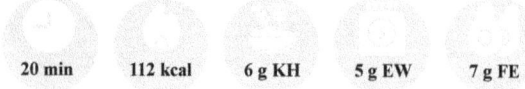

20 min   112 kcal   6 g KH   5 g EW   7 g FE

Zutaten für 4 Portionen

1 Knollensellerie
400 ml Gemüsebrühe
2 Knoblauchzehen
1 Lorbeerblatt
4 EL Mandelblättchen
1 Msp. Kardamom, gemahlen
1 Prise Piment
1 TL Schnittlauchröllchen
1 TL Öl
Salz und Pfeffer

Zubereitung:

1. Zunächst den Sellerie schälen und in Stücke schneiden.
2. Den Knoblauch schälen und fein hacken.
3. Öl in einem Topf erhitzen und Knoblauch zusammen mit Sellerie anbraten.
4. Mit der Gemüsebrühe ablöschen und mit Lorbeerblatt, Kardamom, Piment, Salz und Pfeffer würzen.
5. Die Suppe für 8 Minuten kochen lassen.
6. Das Lorbeerblatt entfernen und die Suppe pürieren.
7. Vor dem Servieren mit den Schnittlauchröllchen bestreuen.

Saure Zucchinisuppe

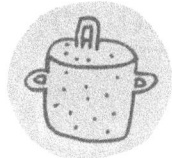

20 min   142 kcal   7 g KH   5 g EW   10 g FE

Zutaten für 4 Portionen

2 Zucchini
1 Knoblauchzehe
1 Zwiebel
½ Grapefruit
500 ml Gemüsebrühe
2 EL Mandelmilch
3 EL Mandelblättchen
2 EL Öl
Salz und Pfeffer

Zubereitung:

1. Zunächst die Zucchini schälen und klein schneiden.
2. Die Zwiebel schälen und hacken.
3. Den Knoblauch schälen und ebenfalls hacken.
4. Vier Filets aus der Grapefruit lösen und den Saft dabei auffangen.
5. Öl in einem Topf erhitzen und Zucchini zusammen mit Zwiebel und Knoblauch darin anbraten.
6. Mit der Gemüsebrühe ablöschen und 2 EL Grapefruitsaft einrühren.
7. Die Filets hinzugeben und mit Salz und Pfeffer abschmecken.
8. Die Suppe für 6 Minuten kochen lassen.
9. Zum Schluss die Mandelmilch einrühren und alles pürieren.

Sommersüppchen

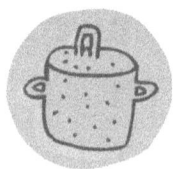

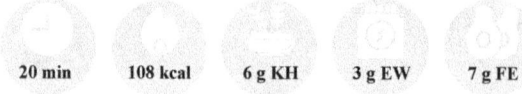

20 min · 108 kcal · 6 g KH · 3 g EW · 7 g FE

Zutaten für 1 Portion

500 g grüner Spargel
5 Erdbeeren
1 rote Zwiebel
150 ml Gemüsebrühe
20 ml Weißwein
2 EL Olivenöl
1 Lorbeerblatt
1 Chilischote, rot
Salz und Pfeffer

Zubereitung:

1. Den Spargel schälen, das holzige Ende entfernen und den Rest klein schneiden.
2. Die Zwiebel schälen, halbieren und hacken.
3. Anschließend das Öl in einem Topf erhitzen und die Zwiebel darin glasig dünsten.
4. Mit dem Weißwein ablöschen und den Spargel hinzugeben.
5. Die Brühe und das Lorbeerblatt hinzufügen und für 6 Minuten köcheln lassen.
6. Das Lorbeerblatt herausnehmen, die Suppe mit dem Stabmixer pürieren und mit Salz und Pfeffer abschmecken.
7. Nun noch die Erdbeeren waschen, das Grün entfernen und sie halbieren.
8. Die Chilischote hacken.
9. Erdbeeren und Chili in die Suppe geben und für weitere 2 Minuten bei niedriger Hitze köcheln lassen.

Kokos-Zuckerschotensuppe

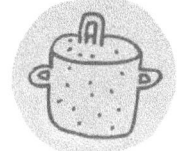

20 min   265 kcal   17 g KH   9 g EW   17 g FE

Zutaten für 4 Portionen

10 Champignons
2 Zucchini
2 Chilischoten
400 g Zuckerschoten
ca. 5 g Ingwer
3 EL Mandelblättchen
2 Frühlingszwiebeln
400 ml Gemüsebrühe
400 ml Kokosmilch, light
3 EL Sojasauce

Zubereitung:

1. Zuerst die Chilischoten fein hacken.
2. Die Champignons putzen und in Scheiben schneiden.
3. Die Zucchini waschen und ebenfalls in Scheiben schneiden.
4. Die Zuckerschoten waschen und in Rauten schneiden.
5. Den Ingwer schälen und hacken.
6. Die Frühlingszwiebeln in Ringe schneiden.
7. Die Gemüsebrühe mit Kokosmilch, Ingwer und Chili in einen Topf geben und zum Kochen bringen.
8. Sobald die Suppe kocht, Champignons, Zucchini und Zuckerschoten hinzugeben und für 5 Minuten köcheln lassen.
9. Zum Schluss die Suppe mit der Sojasauce abschmecken und vor dem Servieren mit Frühlingszwiebeln und Mandelblättchen bestreuen.

Pikante Gurkensuppe

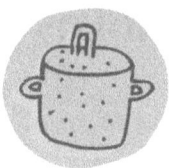

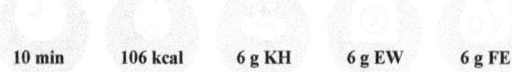

10 min   106 kcal   6 g KH   6 g EW   6 g FE

Zutaten für 4 Portionen
2 Salatgurken
250 ml Gemüsebrühe
200 ml Sojajoghurt
1 Knoblauchzehe
1 Limette
2 Zweige Kerbel
Salz und Pfeffer
1 EL Granatapfelkerne
3 EL Mandelblättchen

Zubereitung:
1. Zunächst die Gurken waschen und in Stücke schneiden.
2. Die Limette auspressen.
3. Den Knoblauch schälen und hacken.
4. Den Kerbel waschen und zupfen.
5. Anschließend alle Zutaten bis auf die Granatapfelkerne und die Mandelblättchen in den Mixer geben und pürieren.
6. Die Suppe mit den Granatapfelkernen und den Mandelblättchen bestreuen.

Vorspeisen, Snacks und Dips

Vorspeisen, Snacks und Dips sind die kleine Nascherei für zwischendurch oder als Beigabe zu Hauptgerichten. Dieses Rezeptbuch bietet Ihnen gesunde Rezepte für Vorspeisen, Snacks und Dips, die Sie bisher nicht kannten oder in Erwägung gezogen hätten. Sie erhalten mit den folgenden Rezepten neue Impressionen, die Sie begeistern werden. Ob nun die **Zucchini-Nester**, das **gefüllte Avocado-Schiffchen**, die **Zucchini-Tofu-Röllchen, Guacamole, gewürzte Nüsse** oder **würzige Käsechips** – es handelt sich um ungewöhnliche Vorspeisen, die aber gerade deswegen so wertvoll sind und den in Diäten limitierten Speiseplan bereichern. Dabei ist natürlich alles ohne Zucker. So wird beispielsweise die Würze der Nüsse durch Agavendicksaft, Sesam, Sojasauce, Kurkuma und scharfes Paprikapulver kreiert. Geschmacklich attraktiver können Sie den Nüssen aus der Chips-Abteilung im Supermarkt nicht aus dem Weg gehen! Probieren Sie die neuen abwechslungsreichen Rezepte aus – vielleicht überzeugen Sie damit sogar den einen oder anderen „Nicht-Low-Carb'ler".

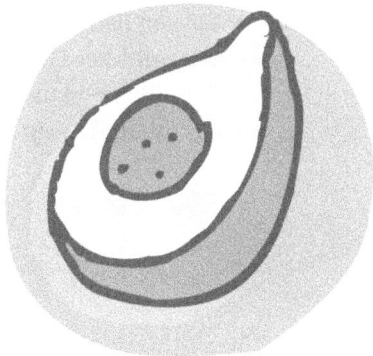

Vorspeisen, Snacks und Dips

Zucchini-Nester

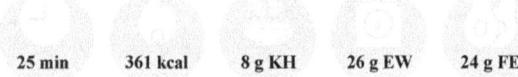

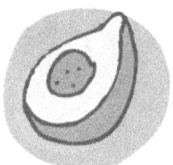

25 min   361 kcal   8 g KH   26 g EW   24 g FE

Zutaten für 2 Portionen:

600 g Zucchini
45 g Parmesan, gerieben
4 Eier
4 Scheiben Bacon, roh
Salz und Pfeffer

Zubereitung:

1. Zunächst die Zucchini waschen und die Enden entfernen.
2. Mit einem Spiralschneider oder Sparschäler die Zucchini zu Nudeln schneiden.
3. Den Bacon in Streifen schneiden und in einer Pfanne anbraten.
4. Nach 3 Minuten die Zucchininudeln hinzugeben und mitbraten.
5. Mit Salz und Pfeffer abschmecken.
6. Nun aus den Zucchininudeln vier kleine Nester formen und jeweils ein Ei hineinschlagen.
7. Bei mittlerer Hitze für 3 Minuten garen.
8. Anschließend mit einem Deckel zudecken und ca. 3 Minuten stocken lassen.

Avocadocreme

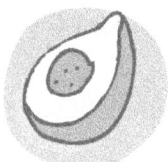

10 min   155 kcal   7 g KH   7 g EW   11 g FE

Zutaten für 4 Portionen:

1 Avocado
1 Tomate
200 g Hüttenkäse
1 TL Limettensaft
Salz und Pfeffer

Zubereitung:

1. Als Erstes die Avocado halbieren, den Stein entfernen und das Fruchtfleisch mit einem Löffel herauslösen.
2. Das Fruchtfleisch klein schneiden und mit dem Limettensaft beträufeln.
3. Nun die Tomate waschen und würfeln.
4. Die Tomatenwürfel zusammen mit dem Avocadofruchtfleisch und dem Hüttenkäse in eine Schüssel geben und vermengen.
5. Mit Salz und Pfeffer abschmecken.

Spargelröllchen

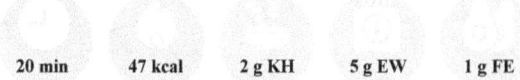

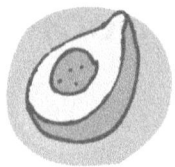

Zutaten für 2 Portionen

400 g Spargel, weiß
4 Scheiben Kochschinken
1 TL Stevia
1 Stängel Dill
30 g Basilikum
Schale einer Zitrone, in Zesten
Salz und Pfeffer

Zubereitung:

1. Zuerst den Spargel schälen.
2. Währenddessen etwas Wasser in einem Topf erhitzen und Salz und Stevia hinzugeben.
3. Den Spargel hineingeben und für 10–15 Minuten garen, je nach Dicke der Spargelstangen.
4. Anschließend den Spargel aus dem Wasser nehmen und den Kochschinken bereitlegen.
5. Die Spargelstangen auf die Schinkenscheiben legen, mit Zitronenzesten und Dill bestreuen und die Scheiben einzeln zusammenrollen.
6. Die Spargelröllchen mit Basilikum garnieren und servieren.

Scharfe Zwiebeln

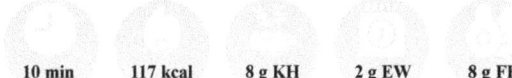

Zutaten für 2 Portionen

15 Jalapeños, frisch
1 Zwiebel
1 EL Olivenöl
1 Limette
etwas Meersalz

Zubereitung:

1. Zunächst die Zwiebel schälen und in Scheiben schneiden.
2. Die Jalapeños halbieren.
3. Das Öl in einer Pfanne erhitzen und Zwiebelringe und Jalapeños darin anbraten.
4. Die Limette auspressen.
5. Das Gemüse mit Limettensaft und Salz abschmecken und servieren.

Garnelenspieße

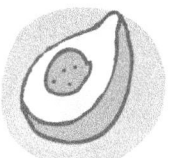

10 min   208 kcal   4 g KH   26 g EW   9 g FE

Zutaten für 4 Portionen

500 g Garnelen
2 Chilis
5 Knoblauchzehen
2 EL Olivenöl
etwas Meersalz
Holzspieße

Zubereitung:

1. Zuerst die Garnelen waschen und trockentupfen.
2. Die Chilis halbieren, entkernen und fein hacken.
3. Den Knoblauch schälen und ebenfalls fein hacken.
4. Im Anschluss die Garnelen auf Holzspieße spießen.
5. Das Öl in der Pfanne erhitzen und die Spieße zusammen mit dem Knoblauch und dem Chili scharf anbraten.
6. Zum Schluss die Spieße mit Meersalz abschmecken und servieren.

Tomate-Mozzarella-Spieße

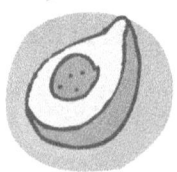

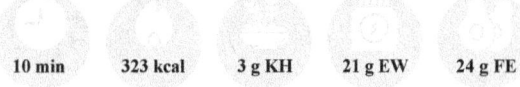

10 min   323 kcal   3 g KH   21 g EW   24 g FE

Zutaten für 4 Portionen

200 g Cocktailtomaten
300 g Mini-Mozzarella
1 EL Pesto
2 EL Chilisauce
½ Bund Basilikum
75 g Salami in Scheiben, luftgetrocknet
Pfeffer
Holzspieße

Zubereitung:

1. Zunächst die Mozzarellakugeln abtropfen lassen.
2. Eine Hälfte mit dem Pesto und die zweite mit der Chilisauce vermengen.
3. Danach die Tomaten und das Basilikum waschen.
4. Auf die erste Hälfte der Spieße 2 Kugeln Pesto-Mozzarella, 3 Tomaten und das Basilikum verteilen.
5. Auf die zweite Hälfte 2 Kugeln Chilisaucen-Mozzarella, 3 Scheiben Salami und 2 Tomaten aufspießen.

Ummantelte Avocado

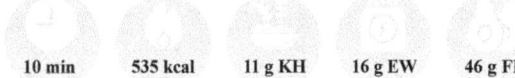

10 min   535 kcal   11 g KH   16 g EW   46 g FE

Zutaten für 4 Portionen

300 g Bacon
2 Avocados
½ Limette
Salz und Pfeffer
1 EL Olivenöl

Zubereitung:

1. Als Erstes die Avocado halbieren, entsteinen und das Fruchtfleisch mit einem Löffel herauslösen.
2. Die Limette auspressen.
3. Die Avocado mit dem Limettensaft beträufeln und in die Baconscheiben einrollen.
4. Das Öl in einer Pfanne erhitzen und die Bacon-Päckchen darin knusprig anbraten.
5. Zum Schluss mit Salz und Pfeffer abschmecken und servieren.

Gefüllte Eier

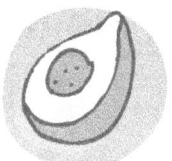

15 min   361 kcal   14 g KH   12 g EW   27 g FE

Zutaten für 4 Portionen

8 Eier
2 Avocados
80 g Frühlingszwiebeln
4 EL Limettensaft
4 EL Senf
Salz und Pfeffer
Chiliflocken
etwas Schnittlauch

Zubereitung:

1. Zuerst die Eier hart kochen und mit kaltem Wasser abschrecken.
2. Währenddessen die Avocados halbieren, entsteinen und das Fruchtfleisch mit einem Löffel herauslösen.
3. Das Fruchtfleisch zusammen mit Senf und Limettensaft in eine Schüssel geben und mit einer Gabel zerdrücken.
4. Nun Schnittlauch und Frühlingszwiebeln fein hacken und zur Avocado-Masse geben.
5. Die Eier pellen und halbieren.
6. Das Eigelb mit einem Löffel entfernen und mit der Avocado vermischen.
7. Mit Salz, Pfeffer und Chiliflocken abschmecken.
8. Die Mischung in einen Spritzbeutel füllen und in die ausgehöhlten Eier spritzen.

Thunfisch-Avocado-Tatar

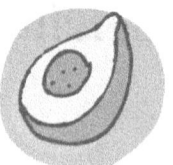

15 min | 503 kcal | 19 g KH | 19 g EW | 38 g FE

Zutaten für 4 Portionen

250 g Thunfisch, frisch
2 Avocados
20 g Dill
30 g Petersilie
2 Eigelb
2 Zitronen
2 Orangen
4 EL Olivenöl
Salz und Pfeffer
150 g Chicorée

Zubereitung:

1. Zunächst den Thunfisch fein hacken und mit Eigelb, Salz und Pfeffer vermengen.
2. Die Avocados halbieren, entsteinen und das Fruchtfleisch mit einem Löffel aus der Schale lösen.
3. Danach die Zitronen auspressen.
4. Nun das Avocadofruchtfleisch mit etwas Zitronensaft, Salz und Pfeffer vermengen.
5. Den Chicorée waschen und in Streifen schneiden.
6. Im Anschluss die Orangen auspressen.
7. Petersilie und Dill zusammen mit Zitronen- und Orangensaft, Olivenöl, Salz und Pfeffer in den Mixer geben und pürieren.
8. Thunfisch zusammen mit den Avocadohälften auf einem Teller anrichten, mit den Chicorée-Streifen einwickeln und mit der Marinade beträufeln.

Gefüllte Avocado-Schiffchen

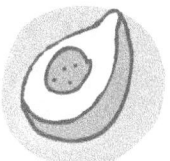

20 min   302 kcal   14 g KH   10 g EW   22 g FE

Zutaten für 4 Portionen

2 Avocados
2 Eier
1 Zwiebel
50 g Räucherlachs
40 g Kaviar
½ Zitrone
Salz und Pfeffer

Zubereitung:

1. Zunächst die Eier hart kochen und anschließend kalt abschrecken.
2. Währenddessen die Zitrone auspressen.
3. Danach die Zwiebel schälen und fein hacken.
4. Im Anschluss die Avocados halbieren, entsteinen und das Fruchtfleisch mit einem Löffel aus der Schale lösen.
5. Die Eier, den Lachs und das Avocadofruchtfleisch klein schneiden.
6. Alles zusammen in eine Schüssel geben und mit Salz und Pfeffer abschmecken.
7. Die Masse zurück in die Avocadoschale füllen, mit dem Zitronensaft beträufeln und den Kaviar darauf verteilen.

Vorspeisen, Snacks und Dips

Birne im Schinkenmantel

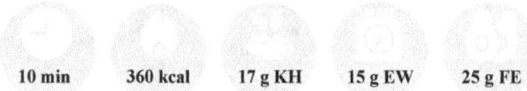
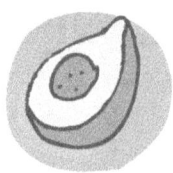

10 min   360 kcal   17 g KH   15 g EW   25 g FE

Zutaten für 4 Portionen

1 EL Thymian
2 EL Honig
3 EL Zitronensaft
5 EL Olivenöl
Salz und Pfeffer
2 Birnen
12 Scheiben Parmaschinken
60 g Parmesan
1 EL Petersilie
1 EL Basilikum

Zubereitung:

1. Als Erstes den Thymian zusammen mit Honig, Zitronensaft, Öl und Salz in eine Schüssel geben und gut vermischen.
2. Danach die Birnen waschen, entkernen und in Streifen schneiden.
3. Die Birnenscheiben in die Marinade legen und kurz ziehen lassen.
4. Nun die Birnenscheiben mit dem Parmaschinken ummanteln und mit dem Parmesan, den Kräutern und dem Pfeffer bestreuen.

Tomate-Mozzarella

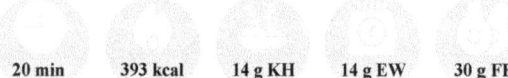

20 min   393 kcal   14 g KH   14 g EW   30 g FE

Zutaten für 4 Portionen

250 g Mozzarella
16 kleine Tomaten
etwas frisches Basilikum
5 EL Balsamico
5 EL Olivenöl
4 Knoblauchzehen
Salz und Pfeffer

Zubereitung:

1. Zunächst die Tomaten waschen, den Strunk entfernen und sie in Scheiben schneiden.
2. Den Mozzarella ebenfalls in Scheiben schneiden und das Basilikum kleinhacken.
3. Nun den Knoblauch schälen und fein hacken.
4. Knoblauch, Balsamico, Olivenöl, Salz und Pfeffer zu einem Dressing verarbeiten.
5. Tomaten und Mozzarella abwechselnd auf einem Teller anrichten, mit dem Basilikum bestreuen und mit dem Dressing beträufeln.

Gebackener Schafskäse

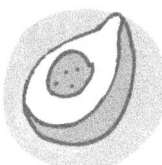

30 min   526 kcal   16 g KH   25 g EW   38 g FE

Zutaten für 4 Portionen

500 g Schafskäse
4 Zwiebeln
8 Tomaten
4 EL Olivenöl
Salz und Pfeffer
etwas Petersilie

Zubereitung:

1. Als Erstes die Tomaten waschen und in Scheiben schneiden.
2. Die Zwiebeln schälen und in Ringe schneiden.
3. Den Schafskäse in vier Teile teilen.
4. Danach die Tomaten mit den Zwiebeln in eine Auflaufform schichten und den Käse auf ihnen verteilen.
5. Mit dem Olivenöl beträufeln und für 20 Minuten bei 240 °C backen.
6. Zum Schluss mit der Petersilie garnieren und servieren.

Champignons mit Schinken-Käse-Füllung

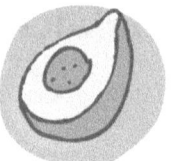

25 min   398 kcal   8 g KH   23 g EW   29 g FE

Zutaten für 4 Portionen

16 Champignons
1 Zwiebel
2 Becher Sauerrahm
150 g Schinkenwürfel
150 g Käse, gerieben
1 Bund Schnittlauch
3 EL Olivenöl
Salz und Pfeffer

Zubereitung:

1. Zunächst die Pilze putzen, den Stiel entfernen und diesen klein schneiden.
2. Die Zwiebel schälen und fein hacken.
3. Den Schnittlauch ebenfalls hacken und zusammen mit der Zwiebel, dem Schinken und den Champignonstücken in eine Pfanne geben und anbraten.
4. Anschließend Sauerrahm in eine Schüssel geben, die Pfannenmischung hineingeben, mit Salz und Pfeffer würzen und gut vermengen.
5. Diese Mischung in die Champignons füllen, mit Käse bestreuen und für 15 Minuten bei 175 °C überbacken.

Zucchinibällchen

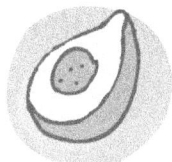

30 min   300 kcal   13 g KH   22 g EW   17 g FE

Zutaten für 4 Portionen

900 g Zucchini
1 Zitrone
4 Eier
3 EL Mandelmehl
120 g Käse, gerieben
2 Zwiebeln
2 EL Öl
Salz und Pfeffer

Zubereitung:

1. Zunächst die Zucchini waschen und die Enden abschneiden.
2. Mit einer Reibe die Zucchini fein raspeln.
3. Im Anschluss die Zitrone auspressen.
4. Den Zitronensaft zu den Zucchiniraspeln geben, mischen und mit Salz abschmecken.
5. Anschließend für 15 Minuten durchziehen lassen.
6. Währenddessen die Zwiebeln schälen und fein hacken.
7. In eine Schüssel geben und mit Käse, Eiern und Mandelmehl verrühren.
8. Nun die Zucchini ausdrücken und zum Teig geben. Alles gut vermischen.
9. Mit Salz abschmecken und aus dem Teig kleine Bällchen formen.
10. Öl in einer Pfanne erhitzen und die Zucchinibällchen darin von allen Seiten gut anbraten.

Gefüllte Champignons

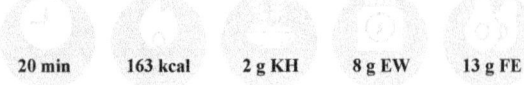

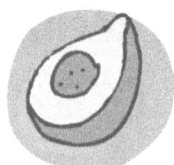

Zutaten für 4 Portionen

12 Champignons
125 g Mozzarella
2 Tomaten
2 EL Olivenöl
2 TL Zitronensaft
Basilikum
Oregano
Salz

Zubereitung:

1. Zuerst die Champignons ordentlich putzen und den Stiel entfernen.
2. Anschließend die Champignons mit Olivenöl bestreichen.
3. Nun die Tomaten waschen und klein schneiden.
4. Den Mozzarella trockentupfen und ebenfalls klein schneiden.
5. Basilikum und Oregano fein hacken.
6. Danach Mozzarella, Tomaten, Zitronensaft, Salz, Basilikum und Oregano in eine Schüssel geben und alles miteinander vermengen.
7. Die Masse in die Champignons füllen und für 10 Minuten in einer Pfanne braten.

Guacamole

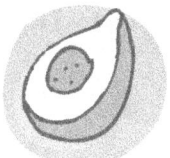

15 min   125 kcal   9 g KH   2 g EW   9 g FE

Zutaten für 4 Portionen

1 Avocado
1 Tomate
1 Chilischote
1 Limette
1 Zwiebel
Salz und Pfeffer

Zubereitung:

1. Die Limette auspressen.
2. Die Avocado schälen, den Stein entfernen und das Fruchtfleisch mit einem Löffel aus der Schale lösen.
3. Das Fruchtfleisch in eine Schüssel geben und mit einer Gabel zerdrücken.
4. Sofort den Limettensaft hinzugeben.
5. Zwiebel schälen und würfeln.
6. Die Tomate waschen und klein schneiden.
7. Die Chilischote halbieren, entkernen und hacken.
8. Die feinen Gemüsewürfel unter die Avocadocreme heben und mit Salz und Pfeffer abschmecken.

Schafskäse im Speckmantel auf Feldsalat

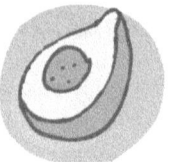

20 min   452 kcal   5 g KH   26 g EW   35 g FE

Zutaten für 2 Portionen

150 g Schafskäse
100 g Bacon
300 g Feldsalat
2 EL Parmesan
1 EL Balsamico
3 EL Öl
Salz und Pfeffer

Zubereitung:

1. Den Feldsalat waschen, trockentupfen und in Nestform auf zwei Tellern arrangieren.
2. Aus Balsamico, 2 EL Öl, Salz und Pfeffer ein Dressing anrühren und damit den Salat anmachen.
3. Den Schafskäse in breite Scheiben schneiden und mit dem Bacon umwickeln.
4. Etwas Öl in einer Pfanne erhitzen und den Käse darin rundum anbraten.
5. Die Käsescheiben auf dem Salat verteilen und servieren.

Auberginen-Sandwich

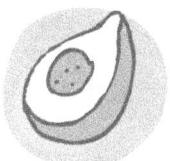

30 min   138 kcal   4 g KH   11 g EW   8 g FE

Zutaten für 2 Portionen

1 Aubergine
1 Tomate
2 Scheiben Kochschinken
2 Scheiben Bergkäse
½ Gurke
Salz
Öl

Zubereitung:

1. Den Backofen zunächst auf 250 °C vorheizen.
2. Die Aubergine waschen und der Länge nach in vier Scheiben schneiden.
3. Mit Salz bestreuen und ca. 10 Minuten einwirken lassen.
4. Im Anschluss die Auberginen trockentupfen und mit Öl einpinseln.
5. Die Auberginenscheiben auf einen Grillrost legen und ca. 15 Minuten backen.
6. In der Zwischenzeit die Gurke und die Tomate waschen und in Scheiben schneiden.
7. Schinken, Käse, Tomate und Gurke zwischen je zwei Auberginenscheiben legen und servieren.

Vorspeisen, Snacks und Dips

Spiegeleier auf Ziegenfrischkäse

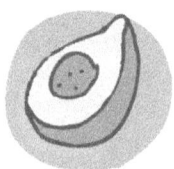

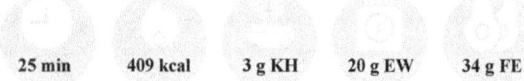

25 min   409 kcal   3 g KH   20 g EW   34 g FE

Zutaten für 2 Portionen

4 Eier
1 Rolle Ziegenfrischkäse
2 Tomaten
1 TL Schnittlauch
Salz und Pfeffer
Öl zum Einfetten

Zubereitung:

1. Den Backofen auf 180 °C Ober-/Unterhitze vorheizen und kleine Gratinförmchen einfetten.
2. Die Tomaten waschen und mit dem Ziegenfrischkäse in kleine Stücke schneiden.
3. Beides gut vermengen, mit Salz, Pfeffer und Schnittlauch abschmecken und auf die Förmchen verteilen.
4. Je ein Ei auf die Förmchen geben und mit Salz und Pfeffer bestreuen.
5. Die Förmchen auf einen Grillrost stellen und ca. 15 Minuten backen.

Kräuter-Knoblauch-Butter

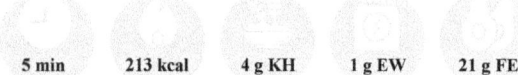

5 min   213 kcal   4 g KH   1 g EW   21 g FE

Zutaten für 4 Portionen

125 g Bio-Butter
1 Knoblauchzehe
1 Zwiebel
1 Bund gemischte Kräuter
1 EL Zitronensaft
½ TL Kräutersalz

Zubereitung:

1. Als Erstes die Zwiebeln schälen und hacken.
2. Den Knoblauch schälen und fein hacken.
3. Die Kräuter gut putzen und ebenfalls hacken.
4. Butter in eine Schüssel geben und mit einem Schneebesen schaumig schlagen.
5. Knoblauch, Zwiebeln und Kräuter gut untermischen und die Butter bis kurz vor dem Servieren in den Kühlschrank stellen.

Vorspeisen, Snacks und Dips

Sellerie mit Knoblauchdip

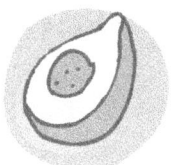

10 min   105 kcal   9 g KH   7 g EW   4 g FE

Zutaten für 1 Portion

2 Stangen Staudensellerie
1 EL Frischkäse, fettarm
1 EL Magerquark
1 Knoblauchzehe
1 Spritzer Zitronensaft
1 TL Petersilie, frisch
Salz und Pfeffer

Zubereitung:

1. Als Erstes den Sellerie putzen und in Stücke schneiden.
2. Die Knoblauchzehe schälen und fein hacken.
3. Die Petersilie waschen und grob hacken.
4. Frischkäse in eine Schüssel geben und mit dem Quark vermengen.
5. Zitronensaft und Knoblauch unterrühren und mit Salz und Pfeffer abschmecken.
6. Die Petersilie untermischen und den Dip in ein Schälchen füllen.
7. Den Sellerie mit dem Dip servieren.

Würzige Käsechips

10 min   258 kcal   4 g KH   22 g EW   17 g FE

Zutaten für 1 Portion

60 g Parmesan, fein gerieben
1 Msp. Paprikapulver, rosenscharf
1 TL Rosmarin

Zubereitung:

1. Zunächst ein Backblech mit Backpapier auslegen und den Ofen auf 200 °C vorheizen.
2. Rosmarin fein hacken.
3. Den Parmesan mit Paprika und Rosmarin vermischen und mit einem Löffel in kleinen Häufchen auf dem Backblech verteilen.
4. Abstand zwischen den Portionen halten, da der Käse zerläuft.
5. Die Chips 4 Minuten lang kross backen.

Kokosbällchen

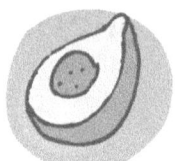

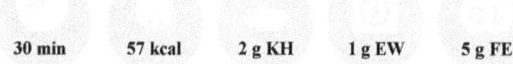

30 min | 57 kcal | 2 g KH | 1 g EW | 5 g FE

Zutaten für 12 Portionen

40 g Eiweiß (1 Ei)
30 g Erythrit
60 g Kokosraspeln
20 g Zartbitterschokolade
2 EL Kokosöl
½ TL Vanillearoma
1 Prise Salz

Zubereitung:

1. Zunächst den Ofen auf 200 °C vorheizen und ein Backblech mit Backpapier auslegen.
2. Die Kokosraspeln auf dem Backblech verteilen und für 4 Minuten in den Ofen geben.
3. Nun das Eiweiß in ein hohes Rührgefäß füllen und zu Schnee schlagen.
4. Erythrit, Kokosraspeln, Vanillearoma und Salz zum Eischnee geben und vorsichtig vermengen.
5. Aus dem Teig Bällchen formen und diese auf das Backblech legen.
6. Für 15 Minuten in den Ofen geben und backen.
7. Währenddessen die Schokolade hacken und zusammen mit dem Kokosöl über einem Wasserbad schmelzen.
8. Die fertig gebackenen Kokosbällchen mit der Schokolade verzieren und abkühlen lassen.

Gewürzte Nüsse

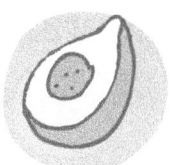

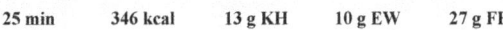

25 min   346 kcal   13 g KH   10 g EW   27 g FE

Zutaten für 4 Portionen

100 g Mandeln
100 g Cashewkerne
1 EL Sesam
1 EL Agavendicksaft
1 EL Sojasauce
Paprikapulver, rosenscharf
Kurkuma
Salz und Pfeffer

Zubereitung:

1. Zunächst ein Backblech mit Backpapier auslegen.
2. Anschließend alle Zutaten in eine Schüssel geben und gut mischen.
3. Diese Mischung auf dem Backblech verteilen und zunächst für 10 Minuten bei 180 °C im Ofen backen.
4. Nach 10 Minuten die Mischung durchmengen und nochmals für 10 Minuten backen.

Aubergine mit Sonnenblumenkerndip

30 min   234 kcal   6 g KH   7 g EW   19 g FE

Zutaten für 4 Portionen

2 Auberginen
100 g Sonnenblumenkerne
125 ml Wasser
2 EL Olivenöl
1 EL Zitronensaft
Knoblauchpulver
Salz und Pfeffer

Zubereitung:

1. Zunächst die Auberginen waschen und in Scheiben schneiden.
2. Zitronensaft mit Wasser und Salz mischen und die Scheiben darin für 5 Minuten marinieren.
3. Ein Backblech mit Backpapier auslegen und die Scheiben darauf verteilen.
4. Im Backofen bei 180 °C für 20 Minuten backen.
5. Währenddessen Sonnenblumenkerne, Olivenöl, etwas Knoblauchpulver und Pfeffer in einen Mixer geben und pürieren.
6. Die Auberginenscheiben mit dem Dip anrichten.

Gebratener Spargel mit Sauerkraut

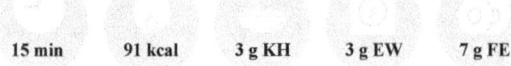

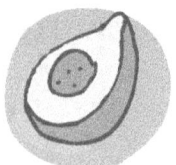

Zutaten für 4 Portionen

450 g Spargel, grün
120 g Sauerkraut
1 Knoblauchzehe
2 EL Olivenöl
Paprikapulver
Salz und Pfeffer

Zubereitung:

1. Den Spargel waschen, das holzige Ende entfernen und den Rest in Stücke schneiden.
2. Den Knoblauch schälen und fein hacken.
3. Das Öl in einer Pfanne erhitzen und den Spargel zusammen mit dem Knoblauch darin anbraten.
4. Mit Paprikapulver, Salz und Pfeffer würzen.
5. Währenddessen das Sauerkraut in einem Topf erwärmen.
6. Den Spargel mit dem Sauerkraut zusammen servieren.

Zucchini-Tofu-Röllchen

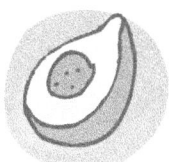

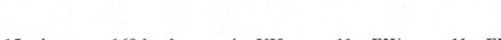

15 min   160 kcal   4 g KH   11 g EW   11 g FE

Zutaten für 1 Portion

1 Zucchini
200 g Tofu
20 g Schnittlauch
4 getrocknete Tomaten
2 EL Ajvar
1 EL Rapsöl
Salz und Pfeffer

Zubereitung:

1. Zunächst den Tofu in Würfel schneiden.
2. Den Schnittlauch putzen und hacken.
3. Die Tomaten ebenfalls kleinschneiden.
4. Tofu, Schnittlauch und Tomaten miteinander vermengen.
5. Die Zucchini waschen und in Scheiben schneiden.
6. Den Ajvar auf die Zucchinischeiben streichen und die Tofumischung darauf verteilen.
7. Die gefüllten Scheiben aufrollen und mit Salz und Pfeffer würzen.
8. Öl in einer Pfanne erhitzen und die Röllchen darin anbraten.

Hauptspeisen (mit Fleisch, Fisch und vegetarisch)

Die Möglichkeiten, die einzelne Ernährungsformen zur Zubereitung einer Hauptspeise bieten, zeichnen die Qualität der Ernährungsform erheblich aus. Bei Low Carb können Sie mit Fleisch, Fisch und vegetarischen Varianten eine beachtliche Vielfalt an Hauptspeisen kreieren. Daher wurde dieses Kapitel besonders reichhaltig mit Rezepten bestückt. Dabei ist das Ziel, die wichtigste Speise des Tages maximal ausgefallen zu gestalten.

Doch ist die Hauptspeise wirklich die wichtigste Speise des Tages? In der Regel wird sie umfangreich zubereitet und warm serviert. Zudem haben Hauptspeisen für gewöhnlich einen höheren Kaloriengehalt als andere Speisen. Sie werden häufig als üppige Mahlzeit nach der Arbeit oder am Abend, als wohlverdiente Belohnung für einen anstrengenden Tag, zu sich genommen. Hauptspeisen sind also die wichtigste Mahlzeit des Tages. Der Mangel an Kohlenhydraten ist dabei keineswegs als negativ zu betrachten. Beispielsweise werden im mediterranen Raum die abendlichen Hauptspeisen seit Jahrzehnten in größeren Runden mit einem geringen Anteil an Kohlenhydraten eingenommen. Stattdessen bestehen die Mahlzeiten aus reichlich Fisch, Fleisch und Gemüse. Auch die nachfolgenden Rezepte eignen sich für hervorragend für größere Runden. Viel Spaß beim Zubereiten!

Gurkencurry

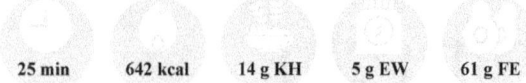

Zutaten für 4 Portionen:

1 kg Gurken
3 Zwiebeln
2 Knoblauchzehen
2 TL Senfsamen
500 ml Kokosmilch, dünn
500 ml Kokosmilch, dick
1 EL Curry, mild
1 Msp. Kurkuma, gemahlen
Kokosflocken
Meersalz

Zubereitung:

1. Zuerst die Gurken waschen, schälen und in dünne Scheiben schneiden.
2. Den Knoblauch und die Zwiebeln schälen.
3. Den Knoblauch hacken und die Zwiebeln in Ringe schneiden.
4. Nun die Gurken mit Knoblauch, Zwiebeln, Senfsamen, Kurkuma, Curry, Salz und dünner Kokosmilch in einen Topf füllen und bei hoher Wärmezufuhr zum Kochen bringen.
5. Anschließend für 10–15 Minuten bei niedriger Wärmezufuhr köcheln lassen.
6. Dann die dicke Kokosmilch hinzugeben, nochmals aufkochen lassen und mit etwas Curry abschmecken.
7. Das Curry mit Meersalz und Kokosflocken garnieren und servieren.

Grünes Omelett

20 min   258 kcal   8 g KH   11 g EW   20 g FE

Zutaten für 2 Portionen:

4 Eier
100 g Blattspinat, frisch
3 Kirschtomaten
1 Frühlingszwiebel
1 EL Öl
2 EL Kochsahne
etwas Knoblauch
1 Prise Muskat
Salz und Pfeffer

Zubereitung:

1. Zunächst das Öl in eine Pfanne geben und erhitzen.
2. Die Frühlingszwiebel in Ringe schneiden, den Knoblauch schälen und fein hacken.
3. Beides zusammen in der Pfanne anrösten.
4. Im Anschluss den Spinat gut putzen und ebenfalls in die Pfanne geben und anbraten.
5. Währenddessen die Eier in eine Rührschüssel geben.
6. Sahne hinzugeben und mit Muskat, Salz und Pfeffer abschmecken.
7. Alles verquirlen und in die Pfanne geben, nachdem der Spinat eingefallen ist.
8. Die Kirschtomaten waschen, halbieren und ebenfalls in die Pfanne geben.
9. Die Temperatur auf mittlere Hitze senken und die Eimasse stocken lassen.
10. Nach ca. 4 Minuten wenden und die zweite Seite ebenfalls 4 Minuten bräunen lassen.

Crêpes

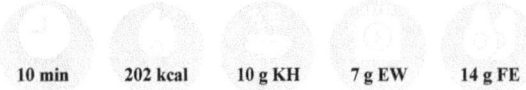

10 min 202 kcal 10 g KH 7 g EW 14 g FE

Zutaten für 2 Portionen:

60 g Frischkäse, fettarm
2 Eier
½ TL Zimt
1 TL Fruchtsirup ohne Zuckerzusatz
1 TL Butter
150 g Früchte nach Wahl

Zubereitung:

1. Zuerst den Frischkäse in eine Rührschüssel geben. Die Eier hinzugeben und beides gut miteinander vermengen.
2. Anschließend Sirup und Zimt dazugeben und untermischen.
3. Nun ein Stück Butter in eine Pfanne geben und schmelzen lassen.
4. So viel Teig in die Pfanne geben, dass der Boden bedeckt ist.
5. Den Crêpe von beiden Seiten ca. 1–2 Minuten backen. Mit dem restlichen Teig einen zweiten Crêpe backen.
6. Die Früchte waschen und gegebenenfalls in Stücke schneiden.
7. Den Crêpe zusammen mit den Früchten anrichten.

Blumenkohlreis

10 min　　26 kcal　　3 g KH　　3 g EW　　0 g FE

Zutaten für 2 Portionen

½ Blumenkohl
Salz nach Bedarf

Zubereitung:

1. Zunächst den Blumenkohl zerteilen und mit der Reibe in kleine Stücke hobeln.
2. Die Blumenkohlstücke in eine mikrowellengeeignete Schüssel geben, abdecken und in der Mikrowelle ca. 3 Minuten garen.
3. Zum Schluss den Blumenkohl mit Salz abschmecken und zusammen mit Fleisch oder Fisch servieren.

Blumenkohlpüree

15 min　　32 kcal　　3 g KH　　3 g EW　　1 g FE

Zutaten für 2 Portionen

½ Blumenkohl
½ TL Butter
Salz nach Bedarf

Zubereitung:

1. Als Erstes den Blumenkohl klein schneiden und in einem Topf mit Salzwasser ca. 10 Minuten kochen, bis er gar ist.
2. Anschließend mit einem Pürierstab pürieren.
3. Butter und Salz hinzugeben und vermischen.

Hauptspeisen (mit Fleisch, Fisch und vegetarisch)

Hähnchenbrust mit Brokkoli in Pilzsauce

30 min | 508 kcal | 8 g KH | 36 g EW | 35 g FE

Zutaten für 2 Portionen

250 g Hähnchenbrust
250 g Brokkoli
1 TL Butter
50 g Champignons
200 g Crème fraîche
½ Knoblauchzehe
Salz und Pfeffer

Zubereitung:

1. Zuerst den Brokkoli in Röschen schneiden und in einem Topf mit Salzwasser ca. 5 Minuten bissfest kochen.
2. Währenddessen die Pilze putzen und in Scheiben schneiden.
3. Die Knoblauchzehe schälen und fein hacken.
4. Butter in eine Pfanne geben.
5. Die Hähnchenbrust hineingeben und mit Salz und Pfeffer würzen.
6. Von beiden Seiten je 4–5 Minuten anbraten, bis die Hähnchenbrust leicht braun ist.
7. Anschließend aus der Pfanne nehmen und beiseitestellen.
8. Die Pilze und den Knoblauch in die Butter geben und ebenfalls ca. 5 Minuten anbraten.
9. Danach die Crème fraîche unterrühren.
10. Die Hähnchenbrust zu den Pilzen geben und erneut erwärmen.
11. Zum Schluss den Brokkoli hinzugeben und servieren.

Hauptspeisen (mit Fleisch, Fisch und vegetarisch)

Lachs mit Spinat-Käse-Haube

30 min   716 kcal   8 g KH   55 g EW   49 g FE

Zutaten für 2 Portionen

2 Lachsfilets à 180 g
80 g Frischkäse, fettarm
115 g Schafskäse
50 g Blattspinat, frisch
2 TL Olivenöl
2 Frühlingszwiebeln

Zubereitung:

1. Zunächst den Spinat putzen und mit Frischkäse und zerbröseltem Schafskäse vermischen.
2. Danach die Frühlingszwiebeln hacken und hinzugeben.
3. Die Spinat-Käsemischung auf den Lachsfilets verteilen und die Seiten mit Öl bestreichen.
4. Für 20 Minuten bei 180 °C im Ofen backen.

Schweinekotelett mit Blumenkohlsalat

30 min   461 kcal   3 g KH   26 g EW   37 g FE

Zutaten für 2 Portionen

¼ Blumenkohl
15 g rote Zwiebeln
20 g Knollensellerie
30 g Mayonnaise, Balance
5 ml Essig
2 Schweinekoteletts
2 EL Olivenöl
Salz und Pfeffer

Zubereitung:

1. Zunächst den Blumenkohl in kleine Röschen schneiden und diese in einen Topf mit reichlich Salzwasser geben.
2. Für 7 Minuten kochen und anschließend weitere 5 Minuten durchziehen lassen.
3. Währenddessen die Zwiebel schälen und fein hacken, den Sellerie ebenfalls schälen und in feine Stücke schneiden.
4. Anschließend Mayonnaise, Essig, Salz und Pfeffer in ein hohes Rührgefäß geben und zu einem Dressing vermengen.
5. Nun den Blumenkohl abgießen und Sellerie und Zwiebel hinzugeben.
6. Das Dressing zum Blumenkohl geben und gut vermischen. Den Salat zur Seite stellen und durchziehen lassen.
7. In der Zwischenzeit die Koteletts waschen, trockentupfen und mit Salz und Pfeffer würzen.
8. Öl in eine Pfanne geben und die Koteletts darin von beiden Seiten jeweils 4–5 Minuten anbraten. Anschließend zur Seite stellen und warmhalten.

Garnelen mit Kokos-Curry-Sauce

25 min   629 kcal   10 g KH   42 g EW   45 g FE

Zutaten für 2 Portionen

400 g Garnelen, geschält
350 ml Kokosmilch
1 EL Currypulver
1 Knoblauchzehe
1 bis 1½ TL Chilipaste
1 TL Fischsauce
2 Frühlingszwiebeln
12 g Koriander

Zubereitung:

1. Zuerst den Knoblauch schälen und fein hacken.
2. Die Frühlingszwiebeln in kleine Ringe schneiden.
3. Den Koriander putzen und hacken.
4. Im Anschluss den Knoblauch mit der Kokosmilch, dem Koriander und der Chilipaste zu einer Sauce verrühren und in einer Pfanne für ca. 10 Minuten erwärmen.
5. Nun die Garnelen mit der Fischsauce in die Pfanne geben und alles zusammen für ca. 7 Minuten kochen.
6. Zum Schluss die Frühlingszwiebeln hinzugeben und eine weitere Minute kochen.

Hauptspeisen (mit Fleisch, Fisch und vegetarisch)

Hamburger

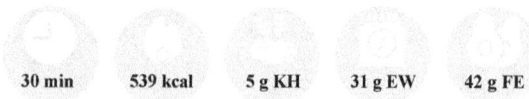 

30 min | 539 kcal | 5 g KH | 31 g EW | 42 g FE

Zutaten für 4 Portionen

500 g Rinderhack
1 Zwiebel
1 Ei (für das Hackfleisch)
2 EL Thymian, frisch
Salz und Pfeffer
2 EL Olivenöl
3 Eier (für den Teig)
100 g Frischkäse
½ TL Backpulver

Zubereitung:

1. Als Erstes die Eier trennen, die 3 Eiweiß in ein hohes Gefäß geben und steif schlagen.
2. Die 3 Eigelb zusammen mit Frischkäse und Backpulver in eine Schüssel geben und zu einer homogenen Masse vermischen.
3. Nun den Eischnee unter die Ei-Frischkäse-Masse heben.
4. Jeweils einen Esslöffel des Teiges auf ein mit Backpapier ausgelegtes Backblech legen.
5. Für 25 Minuten bei 150 °C backen.
6. Währenddessen das Hackfleisch in eine Schüssel geben.
7. Die Zwiebel schälen und fein hacken.
8. Thymian hacken und mit der Zwiebel zum Hackfleisch geben.
9. Ei, Salz und Pfeffer hinzufügen.
10. Gut vermischen und mit feuchten Händen vier flache Frikadellen formen.
11. Anschließend das Öl in einer Pfanne erhitzen und die Frikadellen von beiden Seiten 4–5 Minuten anbraten.
12. Zum Schluss die Burgerbrötchen aufschneiden, die Frikadellen darauf verteilen und nach Belieben belegen.

Curry nach Thai-Art

30 min   460 kcal   15 g KH   30 g EW   30 g FE

Zutaten für 4 Portionen

500 g Hähnchenbrustfilet
1 EL Kokosöl
400 ml Kokosmilch
1–2 EL Currypaste
1 EL Tomatenmark
300 g Ananas, in Würfeln
300 g Gemüse nach Belieben

Zubereitung:

1. Zunächst das Fleisch waschen und in Stücke schneiden.
2. Öl in einer Pfanne erhitzen und das Fleisch darin kurz anbraten.
3. Währenddessen das Gemüse klein schneiden.
4. Anschließend Currypaste und Tomatenmark zum Fleisch geben und anrösten.
5. Nun das Gemüse und die Ananas hinzugeben und erwärmen.
6. Zum Schluss die Kokosmilch hineingießen und alles zusammen für 20 Minuten kochen lassen.

Lachs mit Möhren-Spaghetti

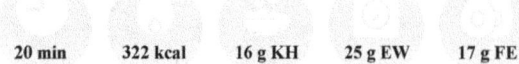

20 min | 322 kcal | 16 g KH | 25 g EW | 17 g FE

Zutaten für 2 Portionen

200 g Lachsfilet
3 Möhren
1 TL Zitronensaft, frisch
2 TL Olivenöl
2 TL Balsamico
1 Knoblauchzehe
1 Prise Salz

Zubereitung:

1. Zuerst den Knoblauch schälen und fein hacken.
2. Zusammen mit Zitronensaft, Olivenöl, Salz und Balsamico in eine Schüssel geben und vermischen.
3. Den Lachs in die Marinade legen und diese gut einziehen lassen.
4. Ein Backblech mit Backpapier auslegen und den Lachs darauflegen.
5. Mit der Marinade übergießen und den Fisch für 7 Minuten bei 180 °C backen.
6. Während des Backens ein- bis zweimal wenden.
7. Währenddessen die Möhren mit dem Spiral- oder Sparschäler in Nudelform schneiden und in Salzwasser ca. 6–7 Minuten garen.
8. Lachs auf einem Teller anrichten, mit Balsamico beträufeln und die Spaghetti dazu servieren.

Quattro Stagioni

20 min   185 kcal   7 g KH   17 g EW   9 g FE

Zutaten für 2 Portionen

½ Blumenkohl
1 Ei
2 EL Frischkäse, fettarm
20 g Parmesan
3 Scheiben Kochschinken
50 g Champignons
50 g Artischocken, aus der Dose
½ Paprika, rot
Salz und Pfeffer
Oregano

Zubereitung:

1. Zunächst den Blumenkohlreis nach dem gleichnamigen Rezept herstellen.
2. Währenddessen Champignons und Paprika putzen und in mundgerechte Stücke schneiden.
3. Den Blumenkohlreis mit Frischkäse, Ei, Gewürzen und 10 g Parmesan vermengen.
4. Ein Backblech mit Backpapier auslegen und die Masse auf das Backblech streichen.
5. Den so entstandenen „Pizzaboden" mit Schinken, Pilzen, Paprika und Artischocken belegen und für 10 Minuten bei 180 °C backen.

Schinken-Mozzarella-Omelett

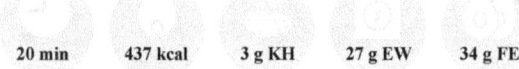

20 min   437 kcal   3 g KH   27 g EW   34 g FE

Zutaten für 4 Portionen

160 g Kirschtomaten
150 g Büffelmozzarella
12 Eier
2 EL Olivenöl
2 EL Butter
12 Salbeiblätter
8 Scheiben Parmaschinken
Salz und Cayennepfeffer

Zubereitung:

1. Zunächst die Tomaten waschen und halbieren.
2. Den Mozzarella abtrocknen und in Stücke schneiden.
3. Nun die Eier in eine Schüssel geben, mit Salz und Pfeffer würzen und gut verquirlen.
4. Danach das Öl und die Butter zusammen in einer Pfanne erhitzen und den Salbei darin anbraten.
5. Den Salbei aus der Pfanne nehmen und das Ei in das Fett geben.
6. Bei niedriger Hitze stocken lassen.
7. Mit Tomaten, Mozzarella, Schinken und Salbei belegen und zuklappen.
8. Das fertige Omelette vierteln und servieren.

Hauptspeisen (mit Fleisch, Fisch und vegetarisch)

Zucchinipfanne mit Lachs

30 min   592 kcal   17 g KH   51 g EW   34 g FE

Zutaten für 4 Portionen

800 g Zucchini
640 g Lachsfilet
2 Zwiebeln
4 EL Öl
300 g Kräuterfrischkäse, fettarm
150 ml Milch
Salz und Pfeffer

Zubereitung:

1. Als Erstes die Zucchini waschen und in Scheiben schneiden.
2. Die Zwiebeln schälen und fein hacken.
3. 2 EL Olivenöl in einer Pfanne erhitzen und die Zucchini zusammen mit den Zwiebeln darin anbraten.
4. Währenddessen den Lachs waschen, trocken tupfen, mit Salz und Pfeffer würzen und in 12 gleich große Stücke schneiden.
5. In einer zweiten Pfanne 2 EL Öl erhitzen und den Fisch darin anbraten.
6. Anschließend den Fisch auf die Zucchinimischung legen und 200 g Frischkäse als Haube darauf verteilen.
7. Den restlichen Frischkäse mit der Milch verrühren und über den Fisch gießen.
8. Weitere 5 Minuten kochen und servieren.

Saltimbocca

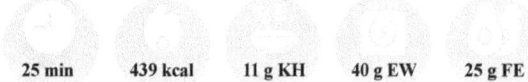

25 min   439 kcal   11 g KH   40 g EW   25 g FE

Zutaten für 4 Portionen

4 Schweineschnitzel
12 Scheiben Parmaschinken
12 Salbeiblätter
2 Zwiebeln
4 Zucchini
2 Gläser geröstete Paprika
4 EL Öl
2 TL Butter
Salz und Pfeffer
Zahnstocher

Zubereitung:

1. Zuerst die Schnitzel waschen, trockentupfen und in je 3 Stücke teilen.
2. Die Schnitzelstücke in einen Gefrierbeutel legen und flachklopfen.
3. Im Anschluss mit Pfeffer würzen, mit Schinken belegen und zusammenrollen.
4. Ein Salbeiblatt auf die Rolle legen und alles mit einem Zahnstocher befestigen.
5. Die Zwiebeln schälen und in Halbringe schneiden.
6. Die Zucchini waschen und in Scheiben schneiden.
7. Die Paprika waschen, entkernen und in Streifen schneiden.
8. 2 EL Öl in einer Pfanne erhitzen und die Zwiebelringe sowie die Zucchinischeiben darin anbraten.
9. Die Paprika hinzufügen und mitbraten.
10. In einer zweiten Pfanne das restliche Öl erhitzen, die Schnitzelrollen ca. 3 Minuten pro Seite braun anbraten und die Butter hinzugeben.
11. Zum Schluss die Saltimbocca zusammen mit dem Gemüse auf einem Teller anrichten und servieren.

Zucchini-Möhren-Pasta

15 min   214 kcal   17 g KH   13 g EW   10 g FE

Zutaten für 4 Portionen

500 g Möhren
4 Zucchini
2 Zwiebeln
80 g Parmesan
400 g Kirschtomaten
1 EL Olivenöl
Salz und Pfeffer
etwas Basilikum

Zubereitung:

1. Zunächst die Möhren und die Zucchini schälen und entweder mit einem Spar- oder einem Spiralschneider zu Nudeln verarbeiten.
2. Anschließend die Zwiebeln schälen und klein hacken.
3. Die Tomaten waschen und halbieren.
4. Den Parmesan fein reiben.
5. Öl in einer Pfanne erhitzen und die Zwiebeln mit den Möhren darin anbraten.
6. Die Zucchini nach 2 Minuten hinzufügen und 3 Minuten lang anbraten.
7. Nun die Tomaten hinzufügen und mit Salz und Pfeffer abschmecken.
8. Zum Schluss das Basilikum putzen und fein hacken.
9. Die Nudeln mit der Sauce anrichten und mit dem Basilikum und dem Parmesan garnieren.

Gebratener Kabeljau

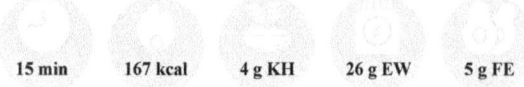

15 min   167 kcal   4 g KH   26 g EW   5 g FE

Zutaten für 4 Portionen

500 g Kabeljaufilet
400 g Kirschtomaten
1 EL Olivenöl
½ Zitrone
etwas Basilikum, frisch
Salz und Pfeffer

Zubereitung:

1. Zuerst die Tomaten, das Basilikum und den Fisch waschen und trockentupfen.
2. Die Tomaten halbieren und das Basilikum fein hacken.
3. Die Zitrone auspressen.
4. Öl in einer Pfanne erhitzen und den Fisch ca. 3 Minuten pro Seite darin anbraten. Mit Salz und Pfeffer würzen.
5. Tomaten und Basilikum in die Pfanne geben und kurz mitbraten.
6. Mit dem Zitronensaft beträufeln und servieren.

Lammkoteletts

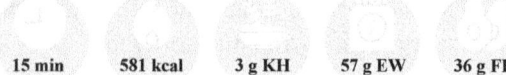

15 min   581 kcal   3 g KH   57 g EW   36 g FE

Zutaten für 4 Portionen

1 kg Lammkoteletts
1 Zitrone
200 g Feta
1 Bund Koriander
2 EL Olivenöl
2 TL bunter Pfeffer

Zubereitung:

1. Das Fleisch zuerst waschen, trockentupfen und mit Salz und Pfeffer würzen.
2. Öl in eine Pfanne geben und die Koteletts 3–4 Minuten pro Seite scharf anbraten.
3. Den Koriander fein hacken und den Feta zerbröseln.
4. Die Zitrone auspressen.
5. Die Lammkoteletts anrichten, Feta und Koriander darauf verteilen und mit Zitronensaft beträufeln.

Hauptspeisen (mit Fleisch, Fisch und vegetarisch)

Lachsfilet auf grünem Spargel

25 min   432 kcal   5 g KH   45 g EW   24 g FE

Zutaten für 4 Portionen

4 Lachsfilets
1 Zitrone
1 Prise Xylit/Birkenzucker
500 g Spargel, grün
etwas Kresse
Salz und Pfeffer

Zubereitung:

1. Zunächst den Spargel schälen und mit etwas Salz und einer Prise Xylit einreiben.
2. Den Fisch waschen, trockentupfen und mit Salz und Pfeffer würzen.
3. Beides in einen Dampfgarer legen, den Spargel dabei in den unteren und den Fisch in den oberen Teil.
4. Bei 100 °C garen. Den Spargel nach 12 Minuten entnehmen, den Lachs nach 15 Minuten.
5. Währenddessen die Kresse zupfen.
6. Lachs und Spargel auf einem Teller anrichten, mit der Kresse bestreuen und servieren.

Zucchinispaghetti

10 min   68 kcal   3 g KH   3 g EW   5 g FE

Zutaten für 4 Portionen

4 Zucchini
1 EL Öl
2 EL Petersilie, frisch
2 Limetten
Salz und Pfeffer

Zubereitung:

1. Zuerst die Zucchini waschen, die Enden abschneiden und die Zucchini mit einem Spiralschneider zu Spaghetti verarbeiten.
2. Die Limetten auspressen.
3. Die Petersilie putzen und hacken.
4. Nun das Öl in einen Topf geben, erhitzen und die Spaghetti darin für 3–5 Minuten andünsten.
5. Zum Schluss mit Salz, Pfeffer, Limettensaft und Petersilie abschmecken und servieren.

Schweinefilet mit Champignonrahm

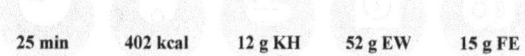

25 min   402 kcal   12 g KH   52 g EW   15 g FE

Zutaten für 4 Portionen

800 g Schweinefilet
1 EL Öl
800 g Champignons
350 ml Kochsahne
2 Zwiebeln
240 ml Gemüsebrühe
1 EL Butter
Salz und Pfeffer
Alufolie

Zubereitung:

1. Zuerst das Filet waschen, abtrocknen und in 4 Stücke schneiden. Mit Salz und Pfeffer abschmecken.
2. Öl in einer Pfanne erhitzen und die Filetstücke darin kurz scharf anbraten.
3. Anschließend aus der Pfanne nehmen und in Alufolie wickeln.
4. In den Backofen legen und für 10 Minuten bei 120 °C ziehen lassen.
5. Währenddessen die Champignons putzen und den holzigen Teil des Stiels entfernen. Die Pilze in Scheiben schneiden.
6. Die Zwiebeln schälen und fein hacken.
7. Die Butter in einer Pfanne erhitzen und die Zwiebeln darin glasig dünsten.
8. Die Champignons hinzufügen, kurz anbraten und mit der Gemüsebrühe ablöschen.
9. Nun die Sahne hinzugeben und die Sauce 8–10 Minuten einkochen lassen.
10. Zum Schluss mit Salz und Pfeffer abschmecken.
11. Das Fleisch mit der Sauce übergießen und servieren.

Rindfleischpfanne

15 min   328 kcal   12 g KH   4 g EW   9 g FE

Zutaten für 4 Portionen

800 g Rinderfilet
2 Zwiebeln
2 Knoblauchzehen
2 Paprika, gelb
2 EL Sojasauce
4 EL Sherry
Salz und Pfeffer
2 EL Olivenöl

Zubereitung:

1. Zuerst die Zwiebeln schälen und in Halbringe schneiden.
2. Den Knoblauch schälen und fein hacken.
3. Die Paprika waschen, entkernen und klein schneiden.
4. Das Fleisch waschen, abtrocknen und in Streifen schneiden.
5. Das Olivenöl entweder in einer Pfanne oder einem Wok erhitzen und Zwiebelringe und Knoblauch darin andünsten.
6. Das Fleisch hinzufügen und scharf anbraten.
7. Anschließend die Paprika hinzugeben und alles zusammen kurz braten.
8. Zum Schluss mit Sojasauce, Sherry, Salz und Pfeffer abschmecken und nochmals kurz köcheln lassen.

Glasiertes Lachsfilet

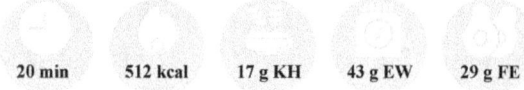

20 min   512 kcal   17 g KH   43 g EW   29 g FE

Zutaten für 4 Portionen

4 Lachsfilets
4 EL Honig
3 EL Butter
Salz und Pfeffer

Zubereitung:

1. Zuerst den Lachs waschen und mit Salz und Pfeffer würzen.
2. Butter in einer Pfanne erhitzen und den Fisch darin zuerst 3–5 Minuten auf der Hautseite und anschließend weitere 3–5 Minuten auf der anderen Seite anbraten.
3. Zum Schluss mit Honig einpinseln und nochmals kurz auf jeder Seite anbraten.

Mandelhähnchen

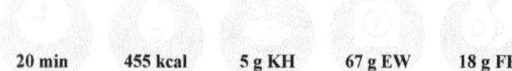

20 min   455 kcal   5 g KH   67 g EW   18 g FE

Zutaten für 4 Portionen

4 Hähnchenbrustfilets
3 EL Mandeln
100 g Mandelmehl
1 Ei
Salz
1 EL Öl

Zubereitung:

1. Zunächst das Ei in einen tiefen Teller schlagen und verquirlen.
2. Das Mehl in einen zweiten tiefen Teller geben, die Mandeln in einen dritten.
3. Das Fleisch waschen, abtrocknen und salzen.
4. Die gesalzenen Filets zuerst im Mehl, dann im Ei und zum Schluss in den Mandeln wenden.
5. Öl in eine Pfanne geben und die Filets von beiden Seiten je 4–5 Minuten knusprig braten.

Gebackene Forelle

30 min   274 kcal   9 g KH   38 g EW   9 g FE

Zutaten für 4 Portionen

4 Forellen
4 Knoblauchzehen
2 Zwiebeln
1 Schuss Zitronensaft
2 Stangen Staudensellerie
1 Schuss Weißwein, trocken
etwas Rosmarin
Salz und Pfeffer
Alufolie

Zubereitung:

1. Zuerst die Zwiebeln schälen und fein hacken.
2. Knoblauch ebenfalls schälen und hacken.
3. Den Sellerie klein schneiden.
4. Zwiebeln, Knoblauch und Sellerie in den Dampfgarer legen und für 5–7 Minuten über köchelndem Wasser garen.
5. Anschließend mit Salz und Pfeffer abschmecken, mit Rosmarin und Weißwein verfeinern und nochmals für 5 Minuten garen.
6. Den Fisch sehr gut waschen und trockentupfen. Von innen und außen mit Salz, Pfeffer und Zitronensaft einreiben.
7. Alufolie auslegen und jeweils eine Forelle mit Gemüse hineinlegen. Gut verschließen und im Ofen bei 200 °C für 15 Minuten garen.

Roulade mit Salbei

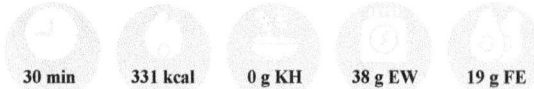

30 min | 331 kcal | 0 g KH | 38 g EW | 19 g FE

Zutaten für 8 Portionen

8 Schweinerouladen
10 g Salbei
8 Scheiben Speck
4 EL Olivenöl
Salz und Pfeffer
Zahnstocher

Zubereitung:

1. Zuerst das Fleisch in einen Gefrierbeutel legen und flachklopfen. Mit Salz und Pfeffer würzen.
2. Salbei und Speck auf das Fleisch legen und zusammenrollen. Mit Zahnstochern fixieren.
3. Nun das Öl in einer Pfanne erhitzen und die Rouladen darin scharf anbraten.
4. Anschließend bei mittlerer Hitze für weitere 20 Minuten braten.

Garnelenpfännchen

25 min   274 kcal   14 g KH   21 g EW   14 g FE

Zutaten für 4 Portionen

320 g Garnelen, geschält
4 Fenchelknollen
8 Möhren
3 EL Öl
2 Knoblauchzehen
1 Zitrone
4 EL Crème légère
100 ml Wasser
Petersilie
Salz und Pfeffer

Zubereitung:

1. Als Erstes den Fenchel waschen, den trockenen Wurzelansatz abschneiden und den Rest klein schneiden.
2. Die Möhren schälen und ebenfalls grob hacken.
3. 1 EL Öl in einem Topf erhitzen und den Fenchel zusammen mit den Möhren darin anbraten.
4. Das Gemüse salzen und mit dem Wasser ablöschen.
5. Für 12 Minuten bei mittlerer Hitze und geschlossenem Deckel garen.
6. Währenddessen den Knoblauch schälen und fein hacken.
7. Die Petersilie waschen und hacken.
8. Die Zitrone schälen und in Spalten schneiden.
9. Nun 2 EL Öl in eine Pfanne geben und die Garnelen sowie den Knoblauch ca. 5 Minuten darin anbraten und zwischendurch wenden.
10. Zum Schluss die Garnelen mit dem Gemüse mischen und mit Salz und Pfeffer abschmecken.
11. Anrichten und mit Zitronenspalten, Petersilie und Crème légère garnieren.

Gebackenes Hähnchenfilet

30 min | 291 kcal | 8 g KH | 43 g EW | 9 g FE

Zutaten für 2 Portionen

340 g Hähnchenbrust
260 g Zucchini
2 Tomaten
4 Artischockenherzen
125 ml Hühnerbrühe
2 TL Öl
1 Prise Salz und Pfeffer

Zubereitung:

1. Den Backofen auf 220 °C vorheizen.
2. Die Zucchini waschen, längs in Streifen schneiden und leicht salzen.
3. Anschließend die Artischockenherzen vierteln und die Tomaten würfeln.
4. Die Hähnchenbrust waschen und trockentupfen.
5. Danach Zucchinistreifen auf zwei mit Öl bestrichenen Stücken Alufolie verteilen, die Hähnchenbrust auf die Zucchini legen und mit Salz und Pfeffer würzen.
6. Die Tomaten und die Artischockenherzen ebenfalls verteilen und nach Belieben nochmals würzen.
7. Nun noch die Hühnerbrühe in die Alufolienpäckchen geben und diese verschließen.
8. Die Päckchen ca. 20 Minuten im vorgeheizten Backofen bei 220 °C backen.

Hauptspeisen (mit Fleisch, Fisch und vegetarisch)

Omelett mit Ziegenkäse

15 min   529 kcal   2 g KH   23 g EW   46 g FE

Zutaten für 2 Portionen

4 Eier
200 g Ziegenkäse
2 EL Butter
1 EL Basilikum, getrocknet
Salz und Pfeffer

Zubereitung:

1. Die Eier als Erstes in einer Schüssel aufschlagen und mit Salz, Pfeffer und Basilikum gut verquirlen.
2. Den Ziegenkäse fein würfeln und unter die Eimasse geben.
3. In einer Pfanne 1 EL Butter erhitzen und die Eimasse zur Hälfte hineinfüllen.
4. Das Omelett bei geringer Wärmezufuhr stocken lassen. Aus der Pfanne nehmen und einmal zusammenklappen.
5. Mit der restlichen Eimasse genauso verfahren.
6. Die fertigen Omeletts mit etwas Basilikum bestreuen und servieren.

Diavolo-Hähnchenbrust

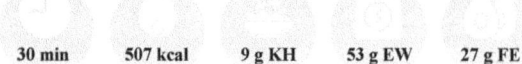

30 min   507 kcal   9 g KH   53 g EW   27 g FE

Zutaten für 2 Portionen

2 Stück Hähnchenbrust
4 Knoblauchzehen
2 Zweige Rosmarin
2 EL Hühnerbrühe
4 EL Öl
1 Msp. Zimt
Salz und Cayennepfeffer

Zubereitung:

1. Die Hähnchenbrust zuerst waschen und trockentupfen.
2. Nun 3 EL Öl, Salz, Cayennepfeffer und Zimt in einer Schüssel zu einer Marinade vermengen und das Hähnchenfleisch damit einstreichen. Kurz einziehen lassen.
3. Im Anschluss das restliche Öl in einer Pfanne erhitzen und die marinierte Hähnchenbrust darin von beiden Seiten jeweils 4–5 Minuten gleichmäßig anbraten.
4. Den Knoblauch schälen, pressen und mit dem Rosmarin in die Pfanne geben. Kurz mitbraten und herausnehmen.
5. Danach die Hähnchenbrust ebenfalls aus der Pfanne nehmen und beide Stücke halbieren.
6. Dann die Hühnerbrühe zum Bratenfond geben und kurz einkochen lassen.
7. Die Hähnchenbrust mit dem Bratenfond servieren.

Pizzarolle

25 min   343 kcal   5 g KH   30 g EW   21 g FE

Zutaten für 3 Portionen

120 g Magerquark
240 g geriebener Käse
3 Eier
3 EL passierte Tomaten
Belag nach Wahl, z. B. 3 Scheiben Salami

Zubereitung:

1. Zuerst den Backofen auf 170 °C vorheizen und ein Backblech einfetten oder mit Backpapier auslegen.
2. Anschließend den Quark, die Eier und 120 g des geriebenen Käses in einer Schüssel gut miteinander vermengen.
3. Den Teig gleichmäßig auf dem Backblech verteilen und ca. 10 Minuten in den Backofen geben.
4. Den Pizzaboden nach Wahl belegen, mit dem restlichen Käse bestreuen und im Backofen backen, bis der Käse goldbraun ist.
5. Etwas abkühlen lassen und vorsichtig einrollen.

Gemüsepfanne

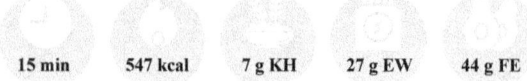
15 min   547 kcal   7 g KH   27 g EW   44 g FE

Zutaten für 2 Portionen

2 Zucchini
2 Möhren
4 Wiener Würstchen
1 Ei
1 EL Butter
2 EL Mais
Salz und Pfeffer

Zubereitung:

1. Die Zucchini waschen und vierteln.
2. Die Möhren waschen und grob raspeln.
3. Die Wiener Würstchen in kleine Scheiben schneiden.
4. Im Anschluss die Butter in einer Pfanne erhitzen und das Gemüse und die Wurst darin anbraten.
5. Das Ei in die Pfanne schlagen und vermengen.
6. Alles mit Salz und Pfeffer abschmecken.

Thunfisch-Soufflé

20 min   230 kcal   7 g KH   28 g EW   9 g FE

Zutaten für 2 Portionen

1 Dose Thunfisch im eigenen Saft
1 Zwiebel
2 Eier
2 EL Hüttenkäse
3 EL geriebener Käse
½ TL Thymian

Zubereitung:

1. Den Thunfisch abgießen und in einer Schüssel mit einer Gabel zerkleinern.
2. Hüttenkäse und geriebenen Käse zugeben und vermengen.
3. Die Zwiebel schälen und in kleine Würfel schneiden. Zum Thunfisch geben und untermischen.
4. Nun die Eier trennen und das Eigelb mit Salz, Pfeffer und Thymian unter den Thunfisch mischen.
5. Das Eiweiß in ein hohes Rührgefäß geben, steifschlagen und ebenfalls unter die Masse heben.
6. Die Thunfischmasse in mikrowellengeeignete Förmchen füllen und mit einer Tasse Wasser für 10 Minuten bei mittlerer Wattzahl in die Mikrowelle geben.

Hauptspeisen (mit Fleisch, Fisch und vegetarisch)

Flammkuchenbrötchen

20 min   371 kcal   13 g KH   39 g EW   17 g FE

Zutaten für 2 Portionen

2 Eiweißbrötchen
75 g Schinkenwürfel
50 g geriebener Käse
3 EL Joghurt, fettarm, 1,5 %
1 Zwiebel
Salz und Pfeffer
Knoblauchpulver

Zubereitung:

1. Zunächst den Backofen auf 200 °C vorheizen.
2. Die Zwiebel schälen und in kleine Würfel schneiden.
3. Mit dem Joghurt verrühren und mit den Gewürzen abschmecken.
4. Die Schinkenwürfel und den Käse hinzugeben und gut verrühren.
5. Anschließend die Brötchen aufschneiden und die Masse auf den Hälften verteilen.
6. Die bestrichenen Brötchen für ca. 10 Minuten in den Backofen geben.

Pesto-Blechkuchen

30 min   224 kcal   3 g KH   11 g EW   18 g FE

Zutaten für 6 Portionen

150 g geriebener Käse
150 g Magerquark
150 g Basilikumpesto
1 Ei

Zubereitung:

1. Den Backofen auf 200 °C vorheizen und ein Backblech mit Backpapier auslegen.
2. Quark, Käse, Ei und Basilikum-Pesto in eine Schüssel geben und verrühren.
3. Die Quarkmasse auf dem Backblech verteilen, glattstreichen und für ca. 20 Minuten backen.
4. Das Backblech etwas abkühlen lassen und den Kuchen in gleichgroße Stücke schneiden.

Hauptspeisen (mit Fleisch, Fisch und vegetarisch)

Käse im Bratwurstbett

20 min   641 kcal   4 g KH   31 g EW   53 g FE

Zutaten für 2 Portionen

2 Bratwürste
150 g Feta
1 Knoblauchzehe
1 TL Senf
Salz und Pfeffer
Chilipulver

Zubereitung:

1. Zuerst den Backofen auf 180 °C vorheizen und ein Backblech mit Backpapier auslegen.
2. In der Zwischenzeit die Bratwurst der Länge nach tief einschneiden, allerdings nicht durchschneiden.
3. Den Senf in der Mitte der Bratwurst verteilen, den Feta ebenfalls hineingeben und mit den Gewürzen betreuen.
4. Die Bratwursttaschen auf das Backblech legen und ca. 15 Minuten backen.

Käsesoufflé

30 min   526 kcal   4 g KH   39 g EW   38 g FE

Zutaten für 2 Portionen

140 g Emmentaler, gerieben
80 g Parmesan
50 g Crème fraîche
3 Eier
etwas Butter
Pfeffer

Zubereitung:

1. Zuerst den Backofen auf 200 °C Umluft vorheizen und zwei Souffléformen einfetten.
2. Im Anschluss die Eier trennen und das Eigelb mit den beiden Käsesorten gut vermengen.
3. Die Crème fraîche unterrühren und alles mit Pfeffer abschmecken.
4. Zum Schluss das Eiweiß steif schlagen und vorsichtig unter die Käsemasse heben.
5. Die Masse in die Souffléformen geben und ca. 15–20 Minuten backen.

Lachs auf Hüttenkäse

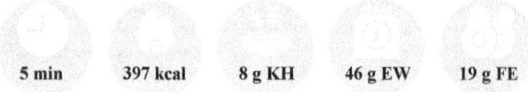

5 min   397 kcal   8 g KH   46 g EW   19 g FE

Zutaten für 2 Portionen

200 g Räucherlachs
400 g Hüttenkäse
300 g Gurke
2 TL Meerrettich
1 TL Dill

Zubereitung:

1. Zunächst den Hüttenkäse in eine Schüssel geben und gut mit dem Meerrettich vermengen.
2. Den Lachs in kleine Stücke schneiden.
3. Die Gurke waschen, die Enden abschneiden und den Rest ebenfalls klein schneiden.
4. Beides unter den Hüttenkäse mischen.
5. Die Lachs-Hüttenkäse-Mischung auf zwei Teller verteilen und mit Dill garnieren.

Spinat-Shrimps-Muffins

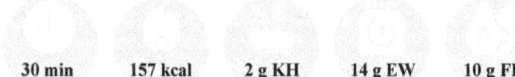

30 min   157 kcal   2 g KH   14 g EW   10 g FE

Zutaten für 4 Portionen

4 Eier
90 g Rahmspinat, TK, aufgetaut
80 g geriebener Käse
50 g Shrimps
10 g Parmesan
Salz und Pfeffer

Zubereitung:

1. Als Erstes den Backofen auf 200 °C vorheizen.
2. Anschließend den bereits aufgetauten Spinat in eine Schüssel geben und mit den Eiern, dem Käse und den Gewürzen vermengen.
3. Die Masse in kleine Backofenförmchen füllen, Shrimps darauf verteilen und mit Parmesan bestreuen.
4. Die Muffins für ca. 25 Minuten in den Backofen geben und backen.

Hackfleisch-Gemüsepfanne mit Blumenkohlpüree

30 min   426 kcal   12 g KH   26 g EW   29 g FE

Zutaten für 4 Portionen

1 kg Blumenkohl
350 g Hackfleisch, Rind
1 Stange Porree
1 Zwiebel
1 Becher Crème fraîche
1 TL Petersilie
1 EL Öl
Salz und Pfeffer
1 Prise Muskat
Paprikapulver

Zubereitung:

1. Als Erstes den Blumenkohl klein schneiden und ca. 10 Minuten in Salzwasser garen.
2. Anschließend abgießen und mit einem Stabmixer pürieren.
3. Danach Crème fraîche in das Püree rühren und mit Muskat, Salz und Pfeffer abschmecken.
4. Nun die Zwiebel schälen und fein würfeln.
5. Den Porree putzen und in Ringe schneiden.
6. Im Anschluss Öl in einer Pfanne erhitzen und das Hackfleisch darin anbraten.
7. Das Gemüse hinzugeben, mit Salz, Pfeffer und Paprika gut würzen und garen, bis es leicht gebräunt ist.
8. Zum Schluss das Blumenkohlpüree auf Tellern anrichten, die Hackfleisch-Gemüsepfanne darüber verteilen und mit der Petersilie garnieren.

Blumenkohlpfanne

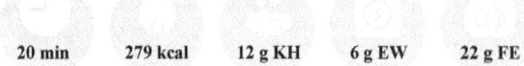

20 min | 279 kcal | 12 g KH | 6 g EW | 22 g FE

Zutaten für 2 Portionen

1 kleiner Blumenkohl
1 große Zwiebel
1 Bund Petersilie
125 ml Gemüsebrühe
2 EL Kokosöl
100 ml Kokosmilch, fettreduziert
½ TL Kurkuma
½ TL Ingwerpulver
½ TL Kreuzkümmel
Salz und Pfeffer

Zubereitung:

1. Den Blumenkohl zuerst in kleine Röschen teilen.
2. Die Zwiebel schälen und fein hacken.
3. Anschließend das Kokosöl in einem Topf erhitzen und die Zwiebel darin glasig dünsten.
4. Danach den Blumenkohl dazugeben und kurz mitdünsten.
5. Mit der Gemüsebrühe ablöschen, zum Kochen bringen und den Blumenkohl zugedeckt bei mittlerer Wärmezufuhr 5 Minuten köcheln lassen.
6. Nun Kurkuma, Ingwer, Kreuzkümmel, Salz und Pfeffer sowie die Kokosmilch hinzugeben und die Flüssigkeit unter Rühren eindicken lassen.
7. Die Petersilie fein hacken und vor dem Servieren über den Blumenkohl geben.

Hauptspeisen (mit Fleisch, Fisch und vegetarisch)

Zucchininudeln mit Tomaten

25 min   187 kcal   6 g KH   7 g EW   14 g FE

Zutaten für 2 Portionen

2 Zucchini, ungespritzt
20 g Cocktailtomaten
1 Chilischote
20 g Oliven
50 ml Gemüsebrühe
½ Zitrone
½ Limette
2 EL Olivenöl
20 g Pinienkerne
Salz und Pfeffer

Zubereitung:

1. Als Erstes die Zucchini mithilfe eines Spiralschneider in Streifen schneiden.
2. Die Chilischote waschen und hacken.
3. Die Tomaten waschen, das Grün entfernen und würfeln.
4. Die Oliven halbieren.
5. Nun 1 EL Öl in einer Pfanne erhitzen und die Zucchinistreifen darin anbraten.
6. Mit der Gemüsebrühe ablöschen und die Zucchininudeln 1–2 Minuten köcheln lassen, bis sie eine weiche Konsistenz haben.
7. In einer zweiten Pfanne das restliche Öl erhitzen und die Pinienkerne darin anbraten.
8. Anschließend die Tomaten, die Chilischote und die Oliven hinzufügen.
9. Danach die Limetten- und die Zitronenhälfte auspressen und den Saft in die zweite Pfanne geben.
10. Zum Schluss die Zucchininudeln in die Gemüsepfanne geben, nochmal kurz anbraten lassen und nach eigenem Geschmack mit Salz und Pfeffer würzen.

Blumenkohl mit Bacon

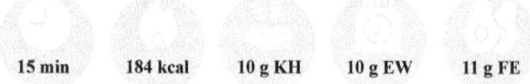

15 min   184 kcal   10 g KH   10 g EW   11 g FE

Zutaten für 2 Portionen

½ Blumenkohl
6 Scheiben Bacon
1 Zwiebel
1 Knoblauchzehe
Salz und Pfeffer

Zubereitung:

1. Zunächst den Blumenkohl waschen und in Röschen teilen.
2. Die Zwiebel schälen und hacken.
3. Die Knoblauchzehe schälen und fein hacken.
4. Den Bacon in einer Pfanne anbraten und anschließend zur Seite stellen.
5. Nun den Blumenkohl zusammen mit der Zwiebel und dem Knoblauch in die Pfanne geben und für 5 Minuten ebenfalls anbraten.
6. Der Blumenkohl sollte leicht braun sein.
7. Mit Salz und Pfeffer würzen und mit dem Bacon garniert servieren.

Spargelauflauf

30 min   345 kcal   5 g KH   18 g EW   27 g FE

Zutaten für 3 Portionen

500 g Spargel, grün
6 Eier
50 g Feta
4 Streifen Bacon
2 EL Olivenöl

Zubereitung:

1. Den Backofen zunächst auf 200 °C vorheizen und eine Auflaufform mit etwas Öl einfetten.
2. In der Zwischenzeit den Spargel waschen und in Rauten schneiden.
3. Den Feta würfeln.
4. Nun den Bacon und den Spargel in die Auflaufform geben und mit etwas Olivenöl beträufeln.
5. Den Auflauf für 6 Minuten in den Backofen geben.
6. Anschließend den Feta darüber verteilen und die Eier hineinschlagen.
7. Alles für weitere 20 Minuten backen und servieren.

Gefüllte Hähnchenbrust

15 min 475 kcal 3 g KH 53 g EW 27 g FE

Zutaten für 1 Portion

200 g Hähnchenbrustfilet
1 EL Frischkäse
15 g Parmesan
1 EL Pesto
1 EL Kokosöl
Salz und Pfeffer
Zahnstocher

Zubereitung:

1. Zunächst die Hähnchenbrust waschen und trockentupfen, mit Salz und Pfeffer würzen und mit einem Messer der Länge nach einschneiden.
2. Den Frischkäse mit dem Pesto und dem Parmesan vermengen und die Masse in die Tasche des Filets füllen.
3. Die Öffnung mit Zahnstochern verschließen.
4. Öl in einer Pfanne erhitzen und das Hähnchenbrustfilet darin von beiden Seiten jeweils 4–5 Minuten anbraten.

Kotelett mit Bohnen

15 min   510 kcal   9 g KH   45 g EW   31 g FE

Zutaten für 1 Portion

200 g Schweinekotelett
200 g grüne Bohnen
1 EL Butter
1 EL Kräuterbutter
Bohnenkraut
Salz und Pfeffer

Zubereitung:

1. Zunächst das Kotelett waschen, trockentupfen und mit Salz und Pfeffer würzen.
2. Die Bohnen waschen und in einem Topf mit Wasser kochen.
3. Etwas Butter in einer Pfanne erhitzen und das Fleisch darin von beiden Seiten jeweils 4–5 Minuten anbraten.
4. Im Anschluss die Bohnen abgießen und das Fleisch aus der Pfanne nehmen.
5. Danach die Bohnen in der Pfanne kurz anbraten und mit Salz, Pfeffer und Bohnenkraut würzen.
6. Das Fleisch mit etwas Kräuterbutter und den Bohnen servieren.

Gefüllte Paprika

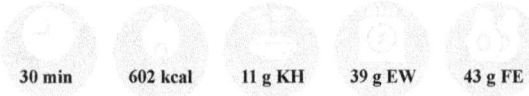

30 min | 602 kcal | 11 g KH | 39 g EW | 43 g FE

Zutaten für 1 Portion

1 Paprika
150 g Hackfleisch, Rind
15 g Käse, gerieben
15 g Emmentaler
1 EL Butter
Salz und Pfeffer

Zubereitung:

1. Zunächst die Butter in einer Pfanne zerlassen und das Hackfleisch darin anbraten.
2. Mit Salz und Pfeffer abschmecken und den Emmentaler untermischen.
3. Die Paprika waschen, den Deckel entfernen und entkernen.
4. Nun die Hackfleischmasse in die Paprika füllen und mit dem Reibekäse bestreuen.
5. Die Paprika in eine Auflaufform geben und in den Ofen stellen.
6. Bei 180 °C für 20 Minuten backen.

Brokkoligratin

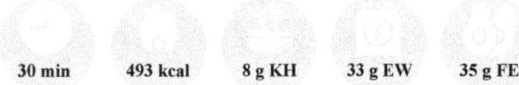

30 min | 493 kcal | 8 g KH | 33 g EW | 35 g FE

Zutaten für 1 Portion

200 g Brokkoli
50 g Speck, gewürfelt
30 g Emmentaler, gerieben
2 Eier
etwas Wasser
Currypulver
Salz und Pfeffer

Zubereitung:

1. Den Brokkoli putzen und in Röschen teilen.
2. Die Eier in eine Schüssel geben und mit Salz, Pfeffer, Currypulver und etwas Wasser verquirlen.
3. Nun den Brokkoli in eine Auflaufform legen und die Eiermischung darüber geben.
4. Mit dem Emmentaler bestreuen und für 20 Minuten bei 180 °C backen.

Hauptspeisen (mit Fleisch, Fisch und vegetarisch)

Hähnchen-Spinat-Curry

25 min   484 kcal   9 g KH   31 g EW   34 g FE

Zutaten für 4 Portionen

500 g Hähnchenbrustfilet
250 g Blattspinat
3 Tomaten
1 Zwiebel
1 Knoblauchzehe
425 ml Kokosmilch, fettreduziert
2 EL Öl
2 EL Currypulver
Salz und Pfeffer

Zubereitung:

1. Zunächst das Hähnchenbrustfilet waschen, trockentupfen und in mundgerechte Stücke schneiden.
2. Die Tomaten waschen und würfeln.
3. Die Zwiebel schälen und in kleine Würfel schneiden.
4. Den Knoblauch schälen und fein hacken.
5. Öl in einer Pfanne erhitzen und das Fleisch darin kurz anbraten.
6. Tomaten, Zwiebeln und Knoblauch hinzufügen und mitbraten.
7. Nun das Currypulver in die Pfanne geben und weitere 4 Minuten braten.
8. Mit der Kokosmilch ablöschen und 10 Minuten köcheln lassen.
9. Währenddessen den Spinat waschen und kleinzupfen.
10. Den Spinat ebenfalls in die Pfanne geben und alles mit Salz und Pfeffer abschmecken.

Gefüllte Paprikaschiffchen mit Pute

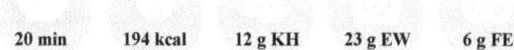

20 min   194 kcal   12 g KH   23 g EW   6 g FE

Zutaten für 2 Portionen

1 Paprika
150 g Putenschnitzel
310 g Sauerkraut
4 EL Joghurt, fettarm, 1,5 %
2 TL Öl
1 TL Senf
Petersilie
Paprikapulver
Salz und Pfeffer

Zubereitung:

1. Zunächst das Putenschnitzel waschen, trockentupfen und in Würfel schneiden.
2. Die Paprikahälfte entkernen.
3. Öl in einer Pfanne erhitzen und das Fleisch darin ca. 3–4 Minuten scharf anbraten.
4. Mit Salz, Pfeffer und Paprikapulver würzen und das Sauerkraut hinzugeben.
5. Zur gleichen Zeit etwas Öl in einer zweiten Pfanne erhitzen und die Paprikaschote darin von allen Seiten anbraten.
6. Den Joghurt mit Senf, Salz und Pfeffer vermengen.
7. Das Fleisch in die Paprika legen, die Joghurtcreme darüber geben und mit Petersilie garnieren.

Schinken-Brokkoli-Pfanne

20 min   222 kcal   8 g KH   24 g EW   10 g FE

Zutaten für 4 Portionen

2 Brokkoli
225 g Kochschinken
1 Zwiebel
75 g Parmesan, gerieben
60 ml Hühnerbrühe
1 EL Öl
Salz und Pfeffer

Zubereitung:

1. Als Erstes den Brokkoli waschen und in Röschen teilen.
2. Den Schinken in Würfel schneiden.
3. Die Zwiebeln schälen und hacken.
4. Öl in einer Pfanne erhitzen und die Zwiebeln zusammen mit dem Schinken anrösten.
5. Den Brokkoli hinzugeben und 5 Minuten mitbraten.
6. Mit der Hühnerbrühe ablöschen, kurz unter Rühren aufkochen und mit Salz und Pfeffer abschmecken.
7. Mit dem Parmesan garnieren und servieren.

Rindercarpaccio

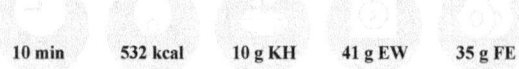
10 min   532 kcal   10 g KH   41 g EW   35 g FE

Zutaten für 1 Portion

100 g Rinderfilet
80 g Mozzarella
10 g Rucola
1 EL Pinienkerne, gehackt und geröstet
1 EL Balsamico
1 EL Olivenöl
Limettenabrieb
Salz und Pfeffer

Zubereitung:

1. Als Erstes das Filet in hauchdünne Scheiben schneiden und auf einem Teller anrichten.
2. Den Mozzarella in kleine Stücke zupfen und auf dem Filet verteilen.
3. Nun den Rucola waschen und ebenfalls auf dem Fleisch verteilen.
4. Mit dem Limettenabrieb verfeinern und mit Öl und Essig beträufeln.
5. Zum Schluss noch mit Salz und Pfeffer würzen und mit den Pinienkernen garnieren.

Hauptspeisen (mit Fleisch, Fisch und vegetarisch)

Lachs mit Zitronenjoghurt

30 min   330 kcal   5 g KH   30 g EW   20 g FE

Zutaten für 3 Portionen

350 g Lachsfilet
150 g griechischer Joghurt, fettarm
1 Knoblauchzehe
1 TL Zitronenabrieb
1 EL Olivenöl
Dill, Rosmarin und Thymian, frisch
½ TL Salz

Zubereitung:

1. Zunächst den Ofen auf 180 °C vorheizen und eine Auflaufform mit etwas Öl einfetten.
2. Anschließend den Lachs waschen, trockentupfen, mit Salz einreiben und in die Auflaufform legen.
3. Dill, Rosmarin und Thymian waschen und hacken.
4. Den Knoblauch schälen, fein hacken und mit den Kräutern auf dem Lachs verteilen.
5. Die Auflaufform für 20 Minuten in den Ofen geben.
6. Währenddessen den Joghurt in eine Schüssel füllen und mit dem Zitronenabrieb vermengen.
7. Den Lachs zusammen mit dem Zitronenjoghurt anrichten und servieren.

Zucchini-Shrimps-Pfanne

25 min   256 kcal   5 g KH   25 g EW   13 g FE

Zutaten für 2 Portionen

2 Zucchini
220 g Shrimps
1 Knoblauchzehe
2 EL Zitronensaft
45 ml Weißwein
2 EL Olivenöl
1 Msp. Chiliflocken
Salz und Pfeffer

Zubereitung:

1. Zunächst die Zucchini waschen und die Enden entfernen.
2. Mit einem Spiralschneider oder Sparschäler zu Nudeln verarbeiten.
3. Den Knoblauch schälen und fein hacken.
4. Öl in einer Pfanne erhitzen und den Knoblauch zusammen mit den Shrimps darin anbraten.
5. Mit Salz und Pfeffer abschmecken.
6. Wein und Zitronensaft in einer zweiten Pfanne zum kochen bringen.
7. Chiliflocken und Zucchininudeln hinzugeben und alles für 2 Minuten kochen lassen.
8. Die Zucchininudeln zusammen mit den Shrimps auf Tellern anrichten und servieren.

Hauptspeisen (mit Fleisch, Fisch und vegetarisch)

Gefüllte Zucchini

30 min   329 kcal   13 g KH   30 g EW   17 g FE

Zutaten für 2 Portionen

2 Zucchini
150 g Thunfisch
200 g Tomaten
1 Zwiebel
1 Knoblauchzehe
70 g Cheddar, gerieben
Salz und Pfeffer

Zubereitung:

1. Als Erstes die Zucchini waschen, die Enden abschneiden und den Rest der Länge nach halbieren.
2. Mit einem Löffel die Zucchini aushöhlen und mit Salz und Pfeffer würzen.
3. Die Tomaten waschen und in Würfel schneiden.
4. Die Zwiebel schälen und würfeln.
5. Den Knoblauch schälen und fein hacken.
6. Thunfisch mit Tomaten, Knoblauch und Zwiebeln vermengen und diese Mischung in die Zucchini füllen.
7. Mit dem Cheddar bestreuen und für 20 Minuten bei 180 °C backen.

Seelachs in Dillsauce

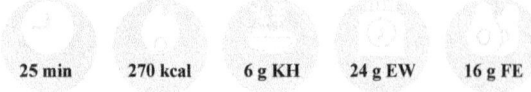
25 min   270 kcal   6 g KH   24 g EW   16 g FE

Zutaten für 1 Portion

150 g Alaska-Seelachs
1 Schalotte
½ Zitrone
300 ml Brühe
20 ml Kochsahne, fettarm, 7 %
½ TL Butter
2 Zweige Thymian
1 TL Dill, frisch
½ TL Senfkörner
Salz und Pfeffer

Zubereitung:

1. Als Erstes die Brühe in einen Topf geben und mit Salz, Pfeffer, Thymian, Senfkörnern und Lorbeerblatt zum Kochen bringen.
2. Den Seelachs halbieren, waschen und trockentupfen.
3. Nun die Brühe auf 70 °C abkühlen lassen und den Fisch darin für 12 Minuten garen.
4. Währenddessen die Schalotte schälen und fein hacken.
5. Die halbe Zitrone auspressen und den Dill hacken.
6. Butter in einer Pfanne erhitzen und die Schalotte darin andünsten.
7. Mit dem Zitronensaft ablöschen und den Dill hineingeben.
8. Etwas Fischsud in die Pfanne geben und die Sauce kurz köcheln lassen.
9. Mit Salz und Pfeffer abschmecken und zum Schluss die Sahne einrühren.
10. Den Seelachs aus der Brühe nehmen und mit der Dillsauce servieren.

Zanderfilet mit Sesamkruste

10 min   418 kcal   6 g KH   40 g EW   25 g FE

Zutaten für 1 Portion

150 g Zanderfilet, ohne Haut
1 Knoblauchzehe
15 g Sesam, schwarz
15 g Sesam, weiß
1 EL Sesamöl
etwas Zitronensaft
Salz und Pfeffer

Zubereitung:

1. Als Erstes den Zander waschen, trockentupfen und mit Salz und Pfeffer würzen.
2. Den Knoblauch schälen und hacken.
3. Den Fisch mit dem Knoblauch und dem Zitronensaft einreiben.
4. Den Sesam vermengen und den Fisch damit panieren.
5. Öl in einer Pfanne erhitzen und den Fisch darin von beiden Seiten jeweils 90 Sekunden anbraten.

Tintenfisch mit Frischkäsefüllung

15 min   239 kcal   7 g KH   27 g EW   11 g FE

Zutaten für 1 Portion

120 g Tintenfisch
1 EL Frischkäse, fettarm
¼ Paprika, rot
1 Chilischote, rot
1 Eigelb
½ TL Dill, frisch
1 EL Petersilie, frisch
Salz und Pfeffer

Zubereitung:

1. Als Erstes den Tintenfisch waschen, trockentupfen und mit Salz und Pfeffer würzen.
2. Ein Backblech mit Backpapier auslegen und den Ofen auf 190 °C vorheizen.
3. Die Paprika waschen, entkernen und klein schneiden.
4. Die Chilischote waschen und fein hacken.
5. Petersilie und Dill waschen und hacken.
6. Anschließend den Frischkäse in eine Schüssel geben und das Eigelb einrühren.
7. Petersilie, Dill, Chili und Paprika hineingeben und unterrühren.
8. Die Frischkäsemischung in den Tintenfisch füllen und auf das Backblech legen.
9. Für 8 Minuten in den Backofen geben und backen.

Thunfischsteak mit Pancakes

20 min   467 kcal   5 g KH   53 g EW   25 g FE

Zutaten für 1 Portion

150 g Thunfischsteak
1 EL Möhre
1 Ei
2 EL Schmand
2 EL Mandelmehl
½ TL Dill
½ TL Butter
etwas Zitronensaft
Salz und Pfeffer

Zubereitung:

1. Zunächst das Thunfischsteak waschen, trockentupfen und mit Salz, Pfeffer und Zitronensaft einreiben.
2. Den Fisch in einer Grillpfanne auf beiden Seiten kurz anbraten.
3. Den Dill waschen und hacken, die Möhre schälen und fein reiben.
4. Für den Pancakes-Teig das Ei in eine Schüssel schlagen und mit Schmand und Mandelmehl vermischen.
5. Möhren und Dill in den Teig geben und mit Salz und Pfeffer abschmecken.
6. Butter in einer Pfanne erhitzen und den Teig hineingeben.
7. Von beiden Seiten goldgelb ausbacken.
8. Den Pancake zusammen mit dem Thunfischsteak auf einem Teller anrichten und servieren.

Grüner Burger

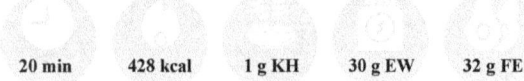 

20 min | 428 kcal | 1 g KH | 30 g EW | 32 g FE

Zutaten für 4 Portionen

500 g Rinderhackfleisch
2 Handvoll Babyspinat
100 g Mozzarella, gerieben
2 EL Parmesan, gerieben
Paprikapulver, rosenscharf
Salz und Pfeffer
1 EL Öl

Zubereitung:

1. Als Erstes das Hackfleisch in eine Schüssel geben und mit Salz, Pfeffer und Paprikapulver würzen.
2. Aus dem Hackfleisch 8 Frikadellen formen und in den Kühlschrank stellen.
3. Währenddessen den Spinat gut putzen und klein schneiden. In eine Pfanne geben und anbraten.
4. Nun den Sud des Spinats abgießen und den Spinat in eine Schüssel geben.
5. Mozzarella und Parmesan zum Spinat geben und vermengen.
6. Jeweils etwas von der Spinatmischung zwischen zwei Frikadellen legen und zusammendrücken.
7. Öl in einer Pfanne erhitzen und die Burger darin von beiden Seiten jeweils 4 Minuten gut durchbraten.

Hauptspeisen (mit Fleisch, Fisch und vegetarisch)

Blumenkohlpizza

30 min   228 kcal   5 g KH   19 g EW   14 g FE

Zutaten für 4 Portionen

1 Blumenkohl
1 Ei
200 g Mozzarella, gerieben
30 g Parmesan, gerieben
½ EL italienische Kräuter
etwas Basilikum, frisch

Zubereitung:

1. Als Erstes den Blumenkohl waschen und fein reiben.
2. Den geriebenen Blumenkohl mit der Hälfte des Mozzarellas, dem Parmesan, dem Ei und den Kräutern in einer Schüssel vermengen.
3. Ein Backblech mit Backpapier auslegen und den Blumenkohlboden darauf verteilen.
4. Für 10 Minuten bei 180 °C backen.
5. Anschließend den restlichen Mozzarella über die Pizza streuen und für weitere 10 Minuten fertig backen.
6. Zum Schluss mit etwas Basilikum garnieren und servieren.

Champignons mit Spinatfüllung

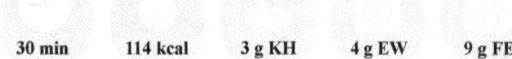

30 min   114 kcal   3 g KH   4 g EW   9 g FE

Zutaten für 2 Portionen

4 große Champignons
200 g Blattspinat
1 Knoblauchzehe
50 ml Sojasahne
1 TL Petersilie
1 EL Hefeflocken
1 TL Olivenöl
Salz und Pfeffer

Zubereitung:

1. Zunächst die Champignons putzen und den Stiel entfernen.
2. Anschließend den Knoblauch schälen und fein hacken.
3. Den Blattspinat gut putzen und mit Knoblauch, Sojasahne, Petersilie, Hefeflocken, Olivenöl, Salz und Pfeffer in einem Mixer pürieren.
4. Die Mischung in die Champignons füllen und diese auf ein mit Backpapier ausgelegtes Backblech legen.
5. Dieses Backblech bei 180 °C für 20 Minuten in den Backofen geben.

Hauptspeisen (mit Fleisch, Fisch und vegetarisch)

Gebackene Zucchini mit Cashewdip

30 min   421 kcal   20 g KH   12 g EW   31 g FE

Zutaten für 2 Portionen

1 Zucchini
100 g Cashewkerne
100 ml Wasser
2 EL Hefeflocken
1 EL Zitronensaft
1 EL Olivenöl
Paprikapulver
Knoblauchpulver
Salz und Pfeffer

Zubereitung:

1. Zunächst die Zucchini waschen und in Scheiben schneiden.
2. Olivenöl und Salz in einer Schale vermengen und die Scheiben darin kurz marinieren.
3. Ein Backblech mit Backpapier auslegen und die Scheiben darauf verteilen.
4. Bei 180 °C für 20 Minuten backen.
5. Währenddessen die Cashewkerne mit Wasser, Hefeflocken, Zitronensaft, Olivenöl und den Gewürzen in einen Mixer geben und pürieren.
6. Zum Schluss die Zucchinischeiben mit dem Dip anrichten und servieren.

Blumenkohl mit Mandeln

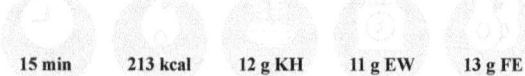

15 min   213 kcal   12 g KH   11 g EW   13 g FE

Zutaten für 2 Portionen

1 Blumenkohl
2 Frühlingszwiebeln
4 EL Mandeln
1 EL Kokosöl
100 ml Gemüsebrühe
½ TL Rosmarin
½ TL Thymian
Cayennepfeffer
Salz

Zubereitung:

1. Zunächst den Blumenkohl waschen und in Röschen teilen.
2. Kokosöl in einer Pfanne erhitzen und den Blumenkohl darin anbraten.
3. Mit Rosmarin, Thymian, Cayennepfeffer und Salz abschmecken.
4. Die Frühlingszwiebeln waschen und in Ringe schneiden.
5. Frühlingszwiebeln zum Blumenkohl in die Pfanne geben und mit Brühe ablöschen.
6. Alles ca. 5 Minuten köcheln lassen.
7. Währenddessen die Mandeln hacken.
8. Den Blumenkohl anrichten und mit den Mandeln bestreuen.

Spargelpfanne

15 min   165 kcal   9 g KH   6 g EW   11 g FE

Zutaten für 1 Portion

150 g Spargel, grün
1 Schalotte
1 Frühlingszwiebel
50 ml Gemüsebrühe
1 TL Haselnussöl
1 EL Nüsse, gehackt
½ TL Thymian
1 Limette
Salz und Pfeffer

Zubereitung:

1. Zunächst den Spargel waschen und in Stücke schneiden.
2. Die Limette auspressen.
3. Die Schalotte schälen, halbieren und fein hacken.
4. Die Frühlingszwiebel waschen und in Ringe schneiden.
5. Öl in einer Pfanne erhitzen und Spargel und Schalotte darin andünsten.
6. Mit der Brühe ablöschen und den Limettensaft unterrühren.
7. Nun Nüsse, Frühlingszwiebeln und Thymian hinzugeben und alles für 5 Minuten kochen.
8. Die Spargelpfanne mit Salz und Pfeffer abschmecken.

Hauptspeisen (mit Fleisch, Fisch und vegetarisch)

Zucchininudeln mit Knoblauch und Tofu

15 min   353 kcal   17 g KH   15 g EW   24 g FE

Zutaten für 1 Portion

1 Zucchini
70 g Tofu
2 Knoblauchzehen
10 g Sojasprossen
1 Frühlingszwiebel
1 Chilischote
1 EL Sojasauce
1 EL Erdnüsse, gehackt
½ TL Rohrzucker
1 EL Öl

Zubereitung:

1. Zunächst die Zucchini waschen und mit einem Spar- oder Spiralschneider zu Nudeln schneiden.
2. Anschließend den Tofu in Würfel schneiden.
3. Den Knoblauch schälen und fein hacken.
4. Die Frühlingszwiebel waschen und in feine Ringe schneiden.
5. Die Chilischote hacken.
6. Öl in einer Pfanne erhitzen und Knoblauch, Chili und Tofu darin anrösten.
7. Nun die Zucchininudeln, Erdnüsse, Sojasauce und den Rohrzucker in die Pfanne geben und alles für 5 Minuten braten.
8. Vor dem Servieren mit den Frühlingszwiebelringen bestreuen.

Kokos-Ananas-Curry

15 min   358 kcal   19 g KH   10 g EW   26 g FE

Zutaten für 1 Portion:

400 g Ananas
500 ml Kokosmilch
400 g Tofu
4 EL Erbsen
1 Zwiebel
2 EL Schnittlauchröllchen
2 EL Öl
2 TL Currypulver, gelb
Kümmel, gemahlen
Salz und Pfeffer

Zubereitung:

1. Als Erstes die Ananas schälen und in Würfel schneiden.
2. Den Tofu ebenfalls in Würfel schneiden.
3. Die Zwiebel schälen und fein hacken.
4. Öl in einer Pfanne erhitzen und die Zwiebel darin glasig andünsten.
5. Tofu und Ananas hinzugeben, mit Currypulver würzen, anbraten und mit Kokosmilch ablöschen.
6. Die Erbsen in die Pfanne geben und mitköcheln lassen.
7. Mit Salz, Pfeffer und Kümmel abschmecken und das Curry für 6 Minuten einkochen lassen.
8. Vor dem Servieren mit Schnittlauchröllchen bestreuen.

Nachtisch und Süßes

Schon das erste Kapitel rund um das Frühstück hat Ihnen illustriert, dass Süßes und Low Carb nicht im Widerspruch zueinander stehen. Denn auch bei einer Low-Carb-Ernährung müssen Sie keine nennenswerten Einbußen verkraften. **Tiramisu**, **Mousse au Chocolat**, **Waffeln**, **Milchschnitte** und Co. sind allesamt in der Low-Carb-Variante möglich! Die folgenden Rezepte überzeugen neben dem Geschmack durch die Zusammensetzung der Nährstoffe sowie die geringere Anzahl der Kalorien im Vergleich zu klassischen Süßwaren.

Wenn Sie eine Zeit lang Low-Carb-Süßwaren und -Nachtische konsumiert haben, werden Sie irgendwann merken, dass eine Gewohnheit eintritt und Sie die herkömmlichen Süßigkeiten immer weniger vermissen. Dies wird Sie einen Schritt näher bringen, sich generell mit gesünderen Zutaten und Lebensmitteln zu ernähren. Viel Vergnügen beim Genießen der nachfolgenden Leckereien!

Haselnuss-Tortenboden

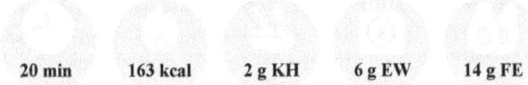

20 min   163 kcal   2 g KH   6 g EW   14 g FE

Zutaten für 1 Boden

225 g Haselnüsse
40 g Proteinpulver, Vanillegeschmack (Molkenprotein)
55 g Butter

Zubereitung:

1. Zunächst die Haselnüsse in den Mixer geben und fein mahlen.
2. Die Butter in einer Pfanne oder in der Mikrowelle zerlassen.
3. Anschließend das Vanillepulver und die zerlassene Butter zu den Haselnüssen geben und gut vermengen.
4. Es entsteht ein krümeliger Teig. Diesen in eine Kuchenform geben und bei 180 °C für 12–15 Minuten in den Ofen stellen.
5. Den Tortenboden aus der Form lösen und nach Belieben belegen.

Tiramisu

30 min   676 kcal   7 g KH   22 g EW   60 g FE

Zutaten für 4 Portionen

1 Tasse Espresso
2 EL Kakaopulver
500 g Mascarpone
3 EL Xylit/Birkenzucker
3 Eigelb
5 Eier
100 g Mandeln, gemahlen
2 EL Erythrit

Zubereitung:

1. Als Erstes die Eier trennen und das Eiweiß steifschlagen.
2. Das Eigelb in eine Schüssel geben und mit Erythrit und Mandeln verquirlen.
3. Den Eischnee unter die Eigelbmasse heben.
4. Ein Backblech mit Backpapier auslegen und die Masse darauf verteilen.
5. Für 15 Minuten bei 180 °C backen.
6. Wenn der Boden ausgekühlt ist, in fingerdicke Stücke schneiden.
7. Diese Stücke in Espresso tauchen und beiseitestellen.
8. Nun die 3 Eigelb in eine Schüssel geben und mit Xylit und Mascarpone vermischen.
9. Zum Schluss alles abwechselnd in eine Schale schichten. Mit der Mascarponecreme abschließen und vor dem Servieren mit Kakaopulver bestreuen.

Low-Carb-Waffeln

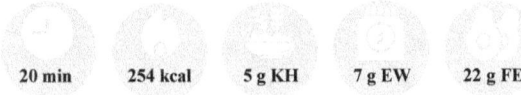

20 min   254 kcal   5 g KH   7 g EW   22 g FE

Zutaten für 4 Portionen

80 g Butter
3 Eier
1½ TL Stevia
80 g Mandeln, gemahlen
½ TL Backpulver
1 Banane

Zubereitung:

1. Zunächst die Banane schälen und mit einer Gabel zerdrücken.
2. Die Banane in eine Schüssel füllen, Butter und Eier hinzugeben und alles schaumig schlagen.
3. Backpulver, Stevia und Mandeln miteinander vermengen und mit der Eiermasse zu einem Teig verkneten.
4. Das Waffeleisen einfetten und die Waffeln darin wie gewohnt backen.

Kokospralinen

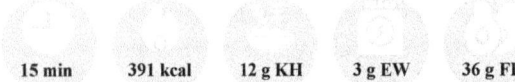

15 min   391 kcal   12 g KH   3 g EW   36 g FE

Zutaten für 6 Portionen

240 g Kokosraspeln
6 EL Kokosöl
115 g Xylit/Birkenzucker
2 EL Schokodrops, zartbitter
1 Prise Salz

Zubereitung:

1. Zunächst alle Zutaten in eine Schüssel füllen und mit einem Rührgerät zu einem Teig verarbeiten.
2. Aus diesem Teig mit den Händen kleine Kugeln formen und in Kokosraspeln oder Ähnlichem wälzen.
3. Etwas ruhen lassen, damit sich die Pralinen festigen.

Mandel-Kokos-Waffeln

15 min   269 kcal   4 g KH   10 g EW   23 g FE

Zutaten für 4 Portionen

4 Eier
20 g Butter
100 g Magerquark
50 ml Schlagsahne, fettarm, 19 %
30 g Mandeln, gemahlen
30 g Kokosraspeln
30 g Erythrit
1 TL Zimt
1 TL Flohsamenschalen
1 TL Proteinpulver, Vanillegeschmack

Zubereitung:

1. Zunächst Eier, Butter, Schlagsahne und Quark in eine Schüssel geben und mit dem Handrührgerät vermischen.
2. In einer weiteren Schüssel Mandeln, Kokosraspeln, Erythrit, Zimt, Flohsamenschalen und Vanillepulver vermengen.
3. Nun den Inhalt der zweiten Schüssel in die erste Schüssel füllen und alles gut miteinander verrühren.
4. Ein Waffeleisen wie gewohnt einfetten und die Waffeln einzeln backen.

Herbstkekse

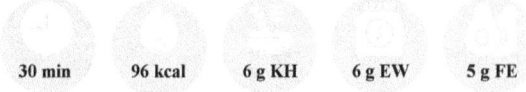

30 min | 96 kcal | 6 g KH | 6 g EW | 5 g FE

Zutaten für 20 Portionen

180 g Mandelmehl
1 Ei
4 EL Honig
50 g Kürbis
2 EL Butter
1 EL Lebkuchengewürz
½ TL Backpulver
1 Prise Salz
140 g Schokodrops, zuckerfrei

Zubereitung:

1. Zunächst den Kürbis schälen und in einem Topf für 15 Minuten kochen. Im Anschluss im Mixer pürieren.
2. Danach alle Zutaten zusammen in eine Schüssel geben und verkneten.
3. Ein Backblech mit Backpapier auslegen und mit einem Teelöffel kleine Teigberge auf dem Blech verteilen.
4. Für 10 Minuten bei 180 °C backen.

Mousse au Chocolat

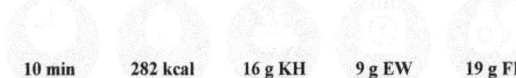

10 min | 282 kcal | 16 g KH | 9 g EW | 19 g FE

Zutaten für 2 Portionen

1 Avocado
15 g Proteinpulver, Schokoladengeschmack
15 g ungesüßter Kakao
10 g Ahornsirup
1 TL Kokosöl

Zubereitung:

1. Die Avocado schälen, halbieren, vom Stein befreien und in eine Küchenmaschine geben.
2. Die übrigen Zutaten hinzufügen und gut miteinander vermischen.
3. Zum Schluss die Mousse in Dessertschalen geben.

Milchschnitte

30 min   438 kcal   6 g KH   18 g EW   37 g FE

Zutaten für 4 Portionen

- 120 g Mandeln, gemahlen
- 200 g Sahne, fettarm, 19 %
- 100 g Magerquark
- 5 Eier
- 5 EL Erythrit
- 2 EL Kakao
- 2 EL Vanilleextrakt
- 2 TL Gelatine, gemahlen
- 4 EL Wasser

Zubereitung:

1. Zunächst die Eier trennen und das Eiweiß zu Schnee schlagen.
2. Das Eigelb mit den Mandeln, 4 EL Erythrit und Kakaopulver in eine Schüssel geben und vermischen.
3. Den Eischnee unterheben.
4. Ein Backblech mit Backpapier auslegen und den Teig gleichmäßig darauf verteilen.
5. Für 15 Minuten bei 180 °C backen.
6. Währenddessen die Gelatine in das Wasser einrühren, 10 Minuten quellen lassen und anschließend über einem Wasserbad erwärmen.
7. Für die Milchcreme die Sahne steif schlagen.
8. Quark, 1 EL Erythrit und Vanilleextrakt in einer Schüssel verrühren und die Sahne unterheben.
9. 2 EL von der Sahnemischung abnehmen, mit der Gelatine vermischen und vorsichtig unter die restliche Sahnemischung heben.
10. Den Boden aus dem Ofen nehmen und abkühlen lassen.
11. Anschließend mittig aufschneiden, so dass eine obere und eine untere Hälfte entsteht, und nach Wunsch in kleinere Rechtecke aufteilen.
12. Die untere Hälfte mit der Sahnemischung bestreichen und die obere Hälfte aufsetzen.

Nuss-Schokoladen-Doppelkekse

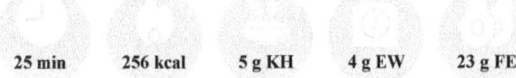

25 min   256 kcal   5 g KH   4 g EW   23 g FE

Zutaten für 8 Portionen

150 g Haselnüsse, gemahlen
1 Ei
55 g Butter
60 g Erythrit
30 g Erythrit Puderzucker
45 ml Walnussöl
1 TL Backpulver
1 Fläschchen Vanillearoma
1 Prise Salz
50 g Zartbitterschokolade

Zubereitung:

1. Das Ei in eine Schüssel schlagen und mit Haselnüssen, Butter, Erythrit, Walnussöl, 20 g Butter, Backpulver, ½ TL Vanillearoma und Salz zu einem Teig verkneten.
2. Ein Backblech mit Backpapier auslegen.
3. Den Keksteig auf einer bemehlten Arbeitsfläche ausrollen und 16 Kekse ausstechen. Diese auf das Backblech legen.
4. Für 10 Minuten bei 160 °C backen.
5. Währenddessen die Schokolade hacken und in einer Schale über einem Wasserbad schmelzen lassen.
6. Anschließend mit 35 g Butter, dem restlichen Vanillearoma und Puderzucker verrühren.
7. Die Kekse aus dem Ofen nehmen und etwas abkühlen lassen.
8. 8 Kekse mit der Schokoladencreme bestreichen und die restlichen 8 Kekse auf die Creme setzen.

Gebrannte Nüsse und Mandeln

15 min   333 kcal   12 g KH   9 g EW   26 g FE

Zutaten für 2 Portionen

50 g Cashewkerne
50 g Mandeln
1 EL Kokosöl
1 TL Agavendicksaft
1 Prise Cayennepfeffer
1 Prise Currypulver
1 Prise Salz

Zubereitung:

1. Mandeln, Cashewkerne, Kokosöl, Agavendicksaft und Gewürze vermengen und in einer Pfanne rösten.
2. Vor dem Verzehr etwas auskühlen lassen.

Kokos-Panna-Cotta

30 min   315 kcal   19 g KH   3 g EW   24 g FE

Zutaten für 2 Portionen

300 ml Kokosmilch
2 EL Kokosraspeln
2 EL Kokosblütenzucker
1 TL Gelatine
1 Vanilleschote

Zubereitung:

1. Das Mark der Vanilleschote auskratzen, mit den anderen Zutaten in einen Topf geben, aufkochen und 2 Minuten kochen lassen.
2. Dabei ständig rühren, damit nichts ansetzt.
3. Die Creme in Schälchen füllen und im Kühlschrank etwas abkühlen lassen.

Gebratene Ananas

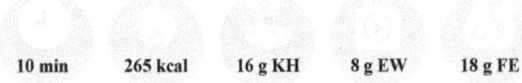

10 min   265 kcal   16 g KH   8 g EW   18 g FE

Zutaten für 2 Portionen

100 g Ananas
1 EL Agavendicksaft
2 EL Chiasamen
1 EL Paniermehl
50 g Mandeln, gehackt
1 Prise Zimt
1 Prise Vanillepulver
1 EL Kokosöl

Zubereitung:

1. Zunächst das Mark der Vanilleschote auskratzen.
2. Die Ananas schälen, in Scheiben schneiden und mit Agavendicksaft einpinseln.
3. Anschließend den Großteil der Chiasamen und Mandeln in eine Schale geben und mit Paniermehl, Zimt und Vanillemark vermischen.
4. Die Ananasscheiben in die Mischung legen und wenden.
5. Das Öl in einer Pfanne erhitzen und die Ananas darin ausbacken.
6. Die gebratene Ananas mit den restlichen Chiasamen und Mandeln bestreuen.

Schoko-Nuss-Bällchen

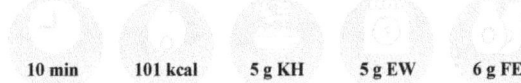

10 min   101 kcal   5 g KH   5 g EW   6 g FE

Zutaten für 10 Portionen

100 g Erdnussbutter
30 g Kakaopulver
20 g gemahlene Leinsamen
4 EL Rosinen
25 g Mandelmehl

Zubereitung:

1. Alle Zutaten in eine Schüssel geben und verkneten.
2. Mit den Händen Bällchen aus dem Teig formen und genießen.

Heidelbeer-Mandel-Creme

5 min   303 kcal   17 g KH   6 g EW   23 g FE

Zutaten für 2 Portionen

150 g Heidelbeeren
5 EL weißes Mandelmus
1 EL Zitronensaft
1 Prise Salz
etwas Zimt
1 Vanilleschote

Zubereitung:

1. Das Mark der Vanilleschote auskratzen.
2. Heidelbeeren waschen und zusammen mit dem Mandelmus, Zitronensaft, Salz, Zimt und Vanillemark in den Mixer geben und pürieren.

Getränke

Die letzte große verbleibende Kalorienfalle sind die Getränke. Nachdem Sie das Essen mittlerweile im Sinne von Low Carb und auch allgemein gesund zu gestalten wissen, verbleibt die Frage nach einer Option, um Getränke vielfältig, aber dennoch zuckerarm zu gestalten. Eine Möglichkeit besteht darin, auf die in den Supermärkten erhältlichen Light- und Diät-Varianten zurückzugreifen. Deren Problem ist jedoch, dass sie derart hohe Mengen an Süßstoffen aufweisen, sodass sie das Verlangen nach Süßem eher steigern als mindern. In diesem Kapitel finden Sie daher fünf Rezepte als ideale Low-Carb-Varianten von Getränken. Der sparsame Einsatz von Süßstoffen und die kreative Auswahl der Zutaten bringen neue geschmackliche Reize. Außerdem dienen die folgenden Rezepte als eine gute Inspiration, auf Basis derer Sie künftig vielleicht ganz einfach selbst Low-Carb-Getränke entwickeln werden, die zwar süß sind, sich aber zugleich mit einer gesunden Ernährung vereinbaren lassen. In diesem Sinne: Cheers!

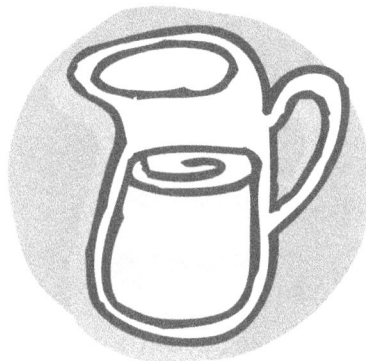

Avocado-Lassi

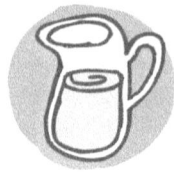

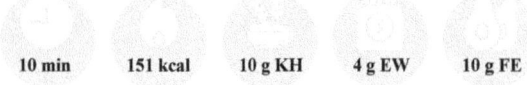

10 min | 151 kcal | 10 g KH | 4 g EW | 10 g FE

Zutaten für 2 Portionen:

150 ml Wasser
150 g Naturjoghurt, fettarm, 1,5 %
1 Zitrone
½ reife Avocado
1 Bund Koriander
1 Prise Meersalz
1 Prise Pfeffer

Zubereitung:

1. Zunächst den Stein aus der Avocado entfernen, das Fruchtfleisch mit einem Löffel herauslösen und grob zerkleinern.
2. Den Koriander putzen und zerkleinern.
3. Die Zitrone auspressen.
4. Anschließend alle Zutaten in einen Mixer geben und pürieren.

Gurken-Lavendel-Wasser

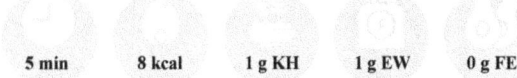

5 min | 8 kcal | 1 g KH | 1 g EW | 0 g FE

Zutaten für 4 Portionen

1 Gurke
1 TL Lavendel, getrocknet
2 l Wasser

Zubereitung:

1. Als Erstes die Gurke schälen und in Scheiben schneiden.
2. Nun das Wasser in ein Gefäß geben und die Gurke zusammen mit dem Lavendel hineingeben und etwas ziehen lassen.

Kurkuma-Limo

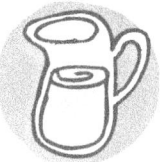

5 min   21 kcal   3 g KH   1 g EW   1 g FE

Zutaten für 4 Portionen

2 EL Kurkuma
12 Minzblätter
2–3 Tropfen Stevia
2 Zitronen
660 ml Wasser

Zubereitung:

1. Erst die Zitronen auspressen.
2. Danach einfach alle Zutaten in ein Gefäß geben und verrühren.
3. Am besten wird die Limo gekühlt serviert. Im Winter eignet sie sich auch als Heißgetränk sehr gut: Einfach erwärmen und fertig!

Waldbeeren-Lassi

5 min   272 kcal   14 g KH   11 g EW   18 g FE

Zutaten für 2 Portionen

200 g Waldbeeren, tiefgekühlt
5 Blätter Zitronenmelisse
100 g Vanillejoghurt
100 ml Milch
50 g Mandeln

Zubereitung:

1. Waldbeeren, Mandeln, Zitronenmelisse und Vanillejoghurt in den Mixer geben.
2. Mit der Milch auffüllen und pürieren.

Kräuter-Frischkäse-Lassi

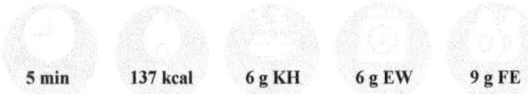

5 min   137 kcal   6 g KH   6 g EW   9 g FE

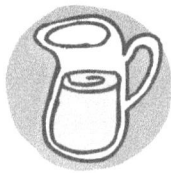

Zutaten für 2 Portionen

20 g Mandeln
50 g Kresse
3 Blätter Estragon
½ Bund Koriander
½ Bund Petersilie
20 g Frischkäse
100 g Joghurt
100 ml Wasser

Zubereitung:

1. Zuerst alle Kräuter gut waschen und zusammen mit den Mandeln in den Mixer geben.
2. Frischkäse und Joghurt hinzufügen, mit dem Wasser auffüllen und gut pürieren.

www.ingramcontent.com/pod-product-compliance
Lightning Source LLC
Chambersburg PA
CBHW081229080526
44587CB00022B/3868